3日寝てれば治るのに!

コロナワクチン幻想を切る

井上正康
大阪市立大学名誉教授／分子病態学

坂の上 零
プロデュース

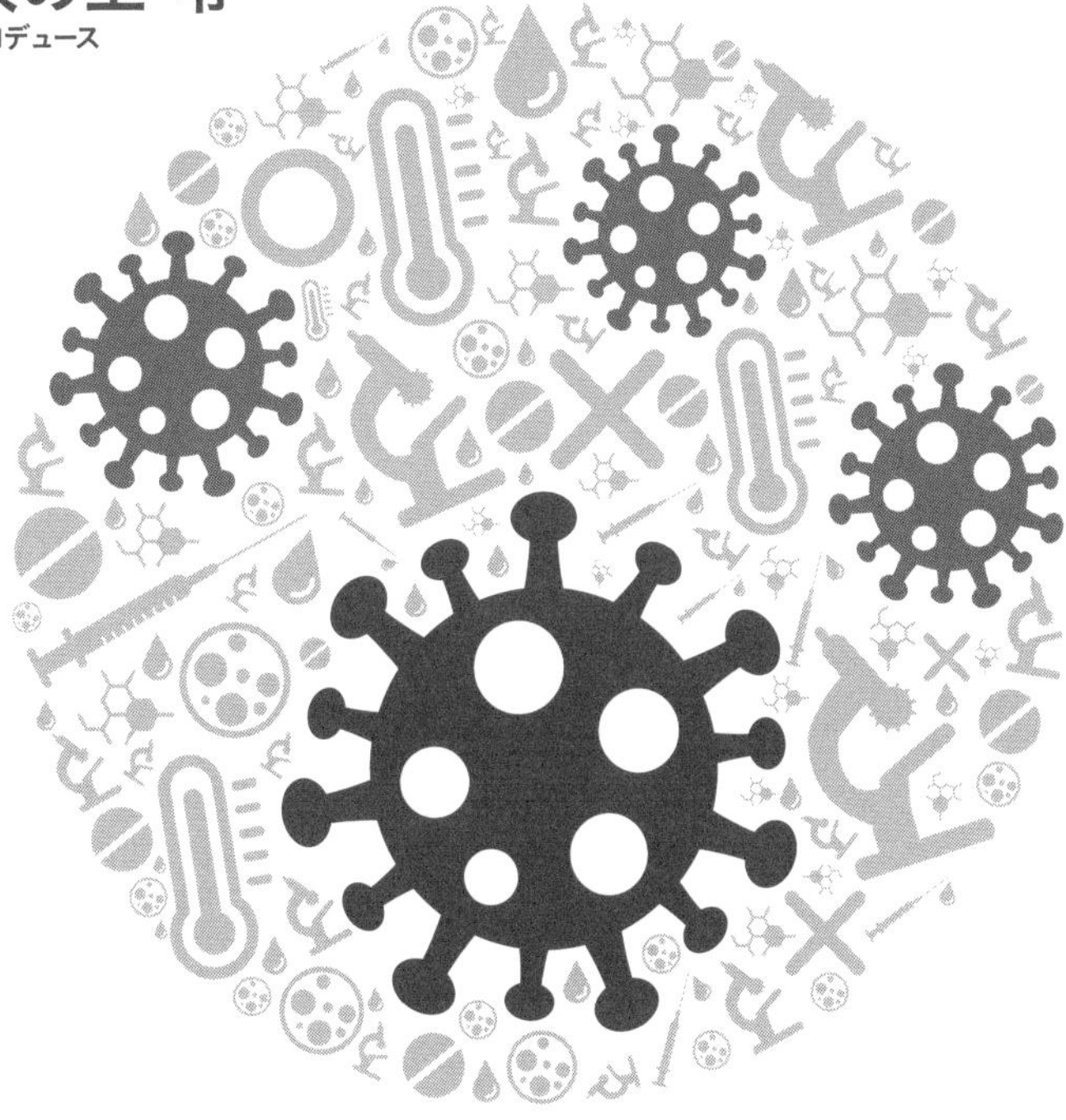

ヒカルランド

井上正康

新型コロナウイルスは感染力が約6倍強くなった冬型の風邪ウイルスです。これまでより風邪に6倍かかりやすくなりますが、免疫的なハンディーがない限り大半の方は罹っても3日間ほど寝ていたら治るということが医学的事実です。過剰反応せずに簡単な感染予防をしながら、やるべきことを粛々とやることが大切です。

あなたとあなたの大切な人がワクチンを打つ前に、
本書を一人でも多くの方にお届けしたい。
私には、そう願う理由があります。

現在、日本ではワクチン接種は「個人の任意」であり、強制ではありません。
しかし、民間では、半強制や強制の現場もあります。
医師や看護師、パイロットや商社マンには拒否できない人たちもおり、
「助けてほしい」という相談が坂の上の元に多く寄せられています。

科学的根拠も不明確ななかで、全国民に、ワクチン接種を強要することは、
真の人権侵害ではないでしょうか。

ワクチン接種は、個々人の選択にすべきです。

しかし、世界中で、ワクチン接種していないと
飛行機に搭乗させない、入国させないなど、
ワクチンを拒否する人への締め付けが
現実になろうとしています。

そのために出版プロデューサーとして、
各国政府、医療機関、行政府、航空会社などに
本書を届けたく緊急出版しました。
一人でも多くの方に本書が届きますように。

坂の上零

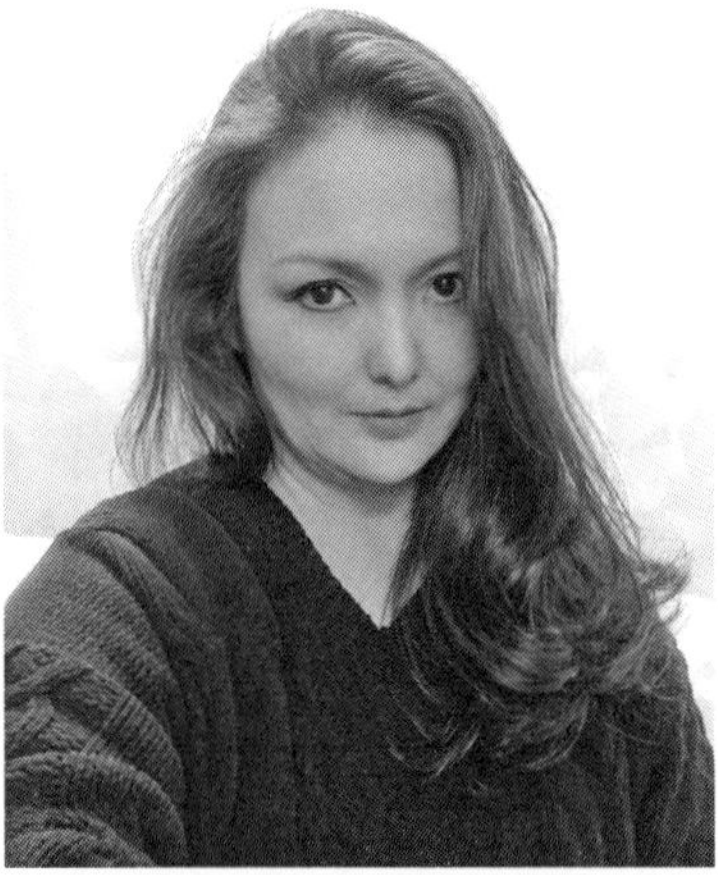

日本での新型コロナの実害は欧米や南半球の国々と比べて驚くほど少ない。
これは古くから東アジアに生息している土着の風邪コロナによる
毎年の免疫軍事訓練に加え、多数の中国人と共に入国した新型弱毒株に感染して
集団免疫が昨年の早期に強化されていたお陰である。
このために三月に入国した強毒コロナ株に対しても大半が無症状や軽症で経過した。

現在の日本人は既にワクチンを接種したのと同じ免疫状態にある。
今回は従来型と異なる遺伝子ワクチンが主体である。
無数の健常者に初めて接種するワクチンには高い安全性が要求されるが、
今回はパンデミックで安全性を十分検討せずに接種が始まった。
既に集団免疫が確立している日本人は
ワクチンを慌てて接種する必要はなく、
海外での副反応を観察できる幸運に恵まれている。

突然変異しやすいＲＮＡウイルスには
抗体依存性感染増強（ＡＤＥ）と呼ばれる深刻な
副反応が起こり得るので、ＳＡＲＳ、ＭＡＲＳ、
Ｃ型肝炎などのワクチン開発も凍結されてきた。
日本政府はワクチン学の基本に立ち返り、
極めて慎重に対応されることを要望する。

井上正康

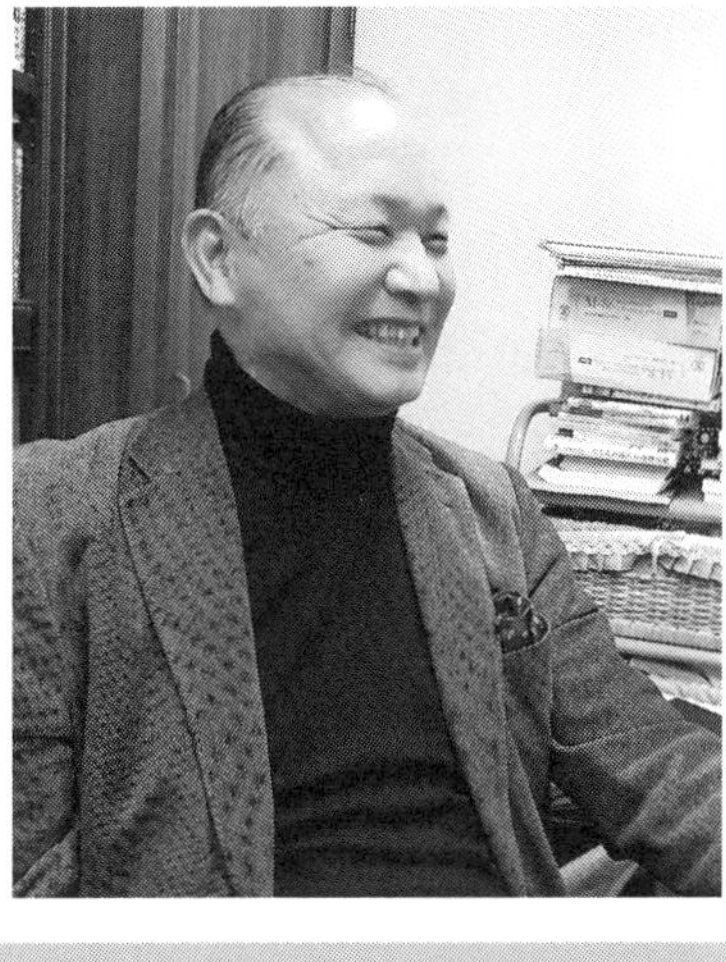

カバーデザイン　重原隆
校正　麦秋アートセンター
本文仮名書体　文麗仮名（キャップス）

目次

Chapter 1 「こんなバカな！」ことを大真面目にやっている現代とは何か!?

Chapter 2 複眼的視点から! コロナパンデミックと生存のリセット

Chapter 1

「こんなバカな!」ことを大真面目にやっている現代とは何か⁉

坂の上 零の
　ホンモノ発見シリーズ　第18回

『本当はこわくない新型コロナウイルス』
　緊急提言！　感染者数に惑わされるな！
　～ＰＣＲ検査のウソとからくり～

井上正康氏
健康科学研究所　所長・現代適塾　塾長
大阪市立大学医学部名誉教授
開催日　2020年12月27日（日）
会場　ヒカルランドパークセミナールーム

Section 1

コロナ脳の思考停止が最大の悲劇！

坂の上　皆様、本日は激動の2020年最後の講演でございます。

坂の上零のホンモノ発見シリーズの第18回です。今日はコロナの真実に科学的メスを入れた見解をお伝えし、コロナの診断法に使われているPCR検査の実態を紹介します。

それからアメリカやヨーロッパで接種が始まった遺伝子ワクチンに関する医学的見解をお伝えし、皆様のご質問にもお答えします。

それでは今日のスペシャルゲストをご紹介します。

井上正康先生です。先生は大阪市立大学医学部の名誉教授で、医学者として病気のメカニズムを分子レベルで長年研究してこられました。

特に活性酸素、生体防御機構、共生微生物などのパイオニア的研究者です。

本日は俯瞰的視点で新型コロナ、ＰＣＲ検査、遺伝子ワクチンなどに科学的メスを入れていただきたいと思います。どうぞよろしくお願いいたします。

では、先生に自己紹介をしていただきます。

井上 皆さん、こんばんは。（拍手）

私は１９４５年生まれで、母のお腹の中で玉音放送を聞きながらこの世に生を受け、今日まで75年間も大変恵まれた人生を楽しませていただきました。

坂の上 若いですね。全然そんな歳には見えませんね。

井上 昔からバカは年をとらないといわれてますので（笑）。

医学研究を50年ほど楽しませていただきましたが、生きているうちにパンデミックを直接経験するとは夢にも思っていませんでした。この１年間、医師として大変多くのことを学ばせていただきました。

毎日、ネイチャー、サイエンス、ランセット、ニューイングランド・

ジャーナル・オブ・メディシンなどの論文がパソコンやスマホに入るようにしております。毎朝5時にスマホがピッと鳴ると、その日に届いた論文を読みながら、世界中で起こっている新型コロナの医学情報を解析しています。

今日は科学論文で明らかにされた情報をまとめたお話を紹介させていただきます。

私は病気で亡くなった人を解剖して死因を調べる病理学を学び、その後に生化学や薬理学を学びながら病気を分子レベルで解明する分子病理学を研究してきました。また、ニューヨークでは内科で肝臓病学を研究し、ボストンでは分子栄養学を講義していました。日本に帰ってからは、内科、外科、小児科、産婦人科など、分野を超えて病気を俯瞰的に解明する分子病態学の研究をしてきました。

よく患者さんから「先生は何科のお医者さんですか？」と聞かれますが、「専門がないことを専門にしている藪《やぶ》医者です」とお伝えしています（笑）。

専門分野を超えて病気を俯瞰的に診るのが私の仕事です。今日は新型コロナウイルスとは何かをご紹介し、この1年間のスッタモンダを俯瞰的に説明いたします。

坂の上　今日は新型コロナについてわかりやすくお話しいただきたいと思います。

井上　2020年冬～春の日本は世界一の三密状態であり、このような状態が3月まで続いていました。

中国人旅行客も含めて世界中で最も三密状態にあったのが日本なのです。それにもかかわらず、EUや南半球と比べて死者も重症者も極めて少なかったので、安倍前首相が「日本モデルの勝利」と言って、ご自身もステイホームして国民には桜も観せない春を過ごしました。

私の大好きな藤棚の花も〝見物客が来ると三密になる〟とのことで早々と切り落とされてしまいました。

この1年間、通常では考えられない異常なことが日本中で起こっています。このような〝異常を異常と思わない我々のコロナ脳〟という思考

井上

この１年間、通常では考えられない異常なことが日本中で起こっています。このような〝異常を異常と思わない我々のコロナ脳〟という思考停止状態が、今回のコロナ禍の最大の悲劇です。

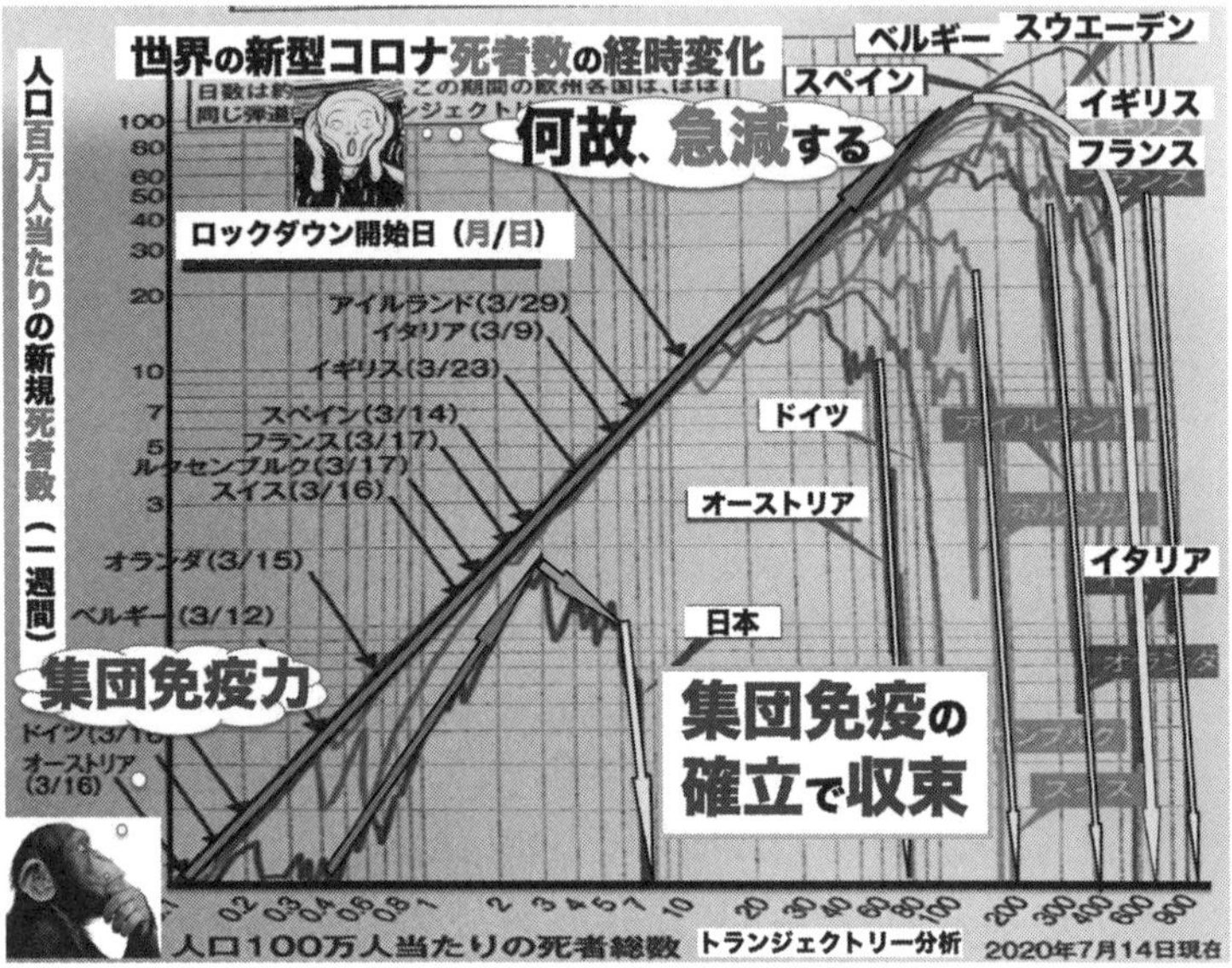

新型コロナによる死者数増加と突然の収束

新型ウイルスによる死者数（対数表示）は全ての国で直線的に増加し、ピークを迎えた頃に集団免疫が確立されて急激に収束した。これは毎年流行するインフルエンザでも同様である。

人類は集団免疫力を毎回更新しながらウイルスと共存し続けてきた。

井上

私はこれを〝インフォデミック〟と呼んでおります。これに振り回されて多くの国民のみならず専門家までもが、とんでもない考え違いを一生懸命真面目に主張してきました。

停止状態が、今回のコロナ禍の最大の悲劇です。

歴史を少し振り返ると、関東大震災、第2次世界大戦、東日本大震災などの大災害時には、メディアが煽《あお》った虚構の世界が暴走したことがわかります。

私はこれを〝インフォデミック〟と呼んでおります。これに振り回されて多くの国民のみならず専門家までもが、とんでもない考え違いを一生懸命真面目に主張してきました。

Section 2

不確かな感染者数とお祭り騒ぎの日本！

井上　大事なことは新型コロナを正しく理解し、それ相応に怖がることです。そのためには、物事を歴史的に見ることが大切です。
20世紀は病原菌が横行した時代でしたが、ペニシリンなどの抗生物質が発明されて多くの病原菌を制御できるようになりました。

しかし、代謝系のないウイルスに効く薬は少なく、風邪でも未だに特効薬はありません。

そのような環境で、我々は子供の頃からコロナ風邪（4種類）などに毎年罹ってきました。

それに加えて、2002年にコロナウイルスが変異して致死率10％のSARSが、2012年に致死率40％のMERSなどの凶暴なウイルスが誕生しました。

そして2019年秋に誕生したのがSARS－CoV－2というSARSの弟分です。現在、世界中に拡散しているウイルスは7番目のコロナウイルスです。日本や東アジアには多くのコロナウイルスが生息しています。

モノに付着した新型コロナはしばらくの間感染力を維持していますので、三密回避や時短営業をしてもほとんど効果がありません。

新型コロナウイルスは既に我々の生活の隅々にまで入り込んでいます。

100年前の第1次世界大戦のときにスペイン風邪が大流行しました。

井上

薬が効かない。だから、風邪に効く薬は未だにひとつもないのが現状です。そのような中で我々は子供の頃から、４種類のいわゆるコロナ風邪に毎年罹ってきました。

これはスペイン風邪と呼ばれていますが、実はアメリカから来たインフルエンザウイルスだったのです。

カンザス州の米軍キャンプで感染した兵士が軍艦でフランスに上陸し、あっという間にヨーロッパ全土にウイルスが拡散しました。

このときは皆さんと同様に、我々のおばあちゃんたちもマスクをせずに外を歩いたら非国民と罵られて村八分にされていました。

それから100年経った2019年の秋に、武漢でコウモリから出たと言われる新型変異コロナ株がジェット機に乗ってあっという間に世界の隅々まで感染拡大しました。

2020年12月には南極にまで新型コロナウイルスが到達したことがニュースになりました。

この写真（次頁左上）は300年前にペストがはやったときに医者がかぶっていた防護マスクです。

クチバシの中に薬草を詰めて、ペストに罹らないようにしていました。

今回ならお茶の葉っぱを入れて予防しようとするような民間の知恵です

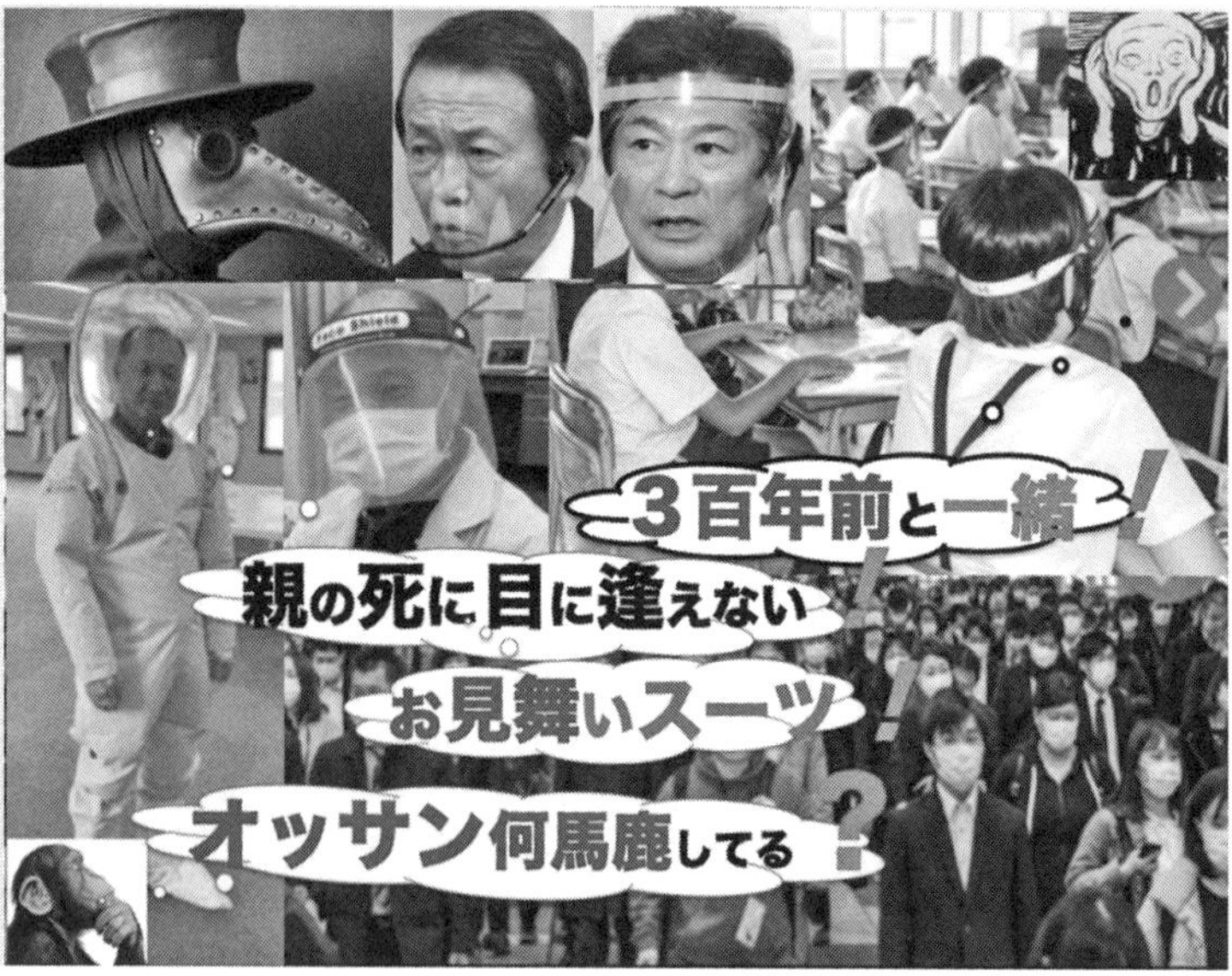
3百年前と一緒！
親の死に目に逢えない
お見舞いスーツ
オッサン何馬鹿してる？

マスク風景の今昔

300年前の医者はマスクのクチバシに薬草を詰めてペストを予防していた。左下は完全防御型お見舞いスーツの藪医者。透明のフィルムは無意味な社会的同調圧回避マスク。

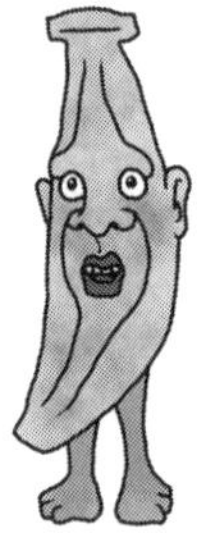

ね。300年前も同じようなことをやっていたのですね。
それ以来、マスクはいろいろと進化してきましたが、基本は変わりません。私はふだんはマスクをしませんが、診察の際には患者さんに不安を与えないようにマスクをしています。おばあちゃんやおじいちゃんの死に目に会わせてもらえない家族のために、この写真（前頁の左）のようなコロナスーツまで作られており、常軌を逸しており、将来的には笑い草になるでしょう（笑）。

坂の上　先生、これはジョークじゃなくて、本当に作って着ていたんですか……？

井上　これは冗談なんですけど、こういうものを着たら臨終のときでも立ち会わせてもらえるとのことで、面会を拒絶されたときのために知り合いの社長が作ったものです。
たかが風邪でこんなに大袈裟にしないといけないのか？　という思いも含めて、今の騒ぎを後日に残すためにこのコロナスーツを着てみました。

実は今、皆さんがＰＣＲ検査、マスク、ワクチンなどで騒いでいるのは、これに似た状態なのです。

コロナウイルスが口内や鼻腔内に入ってくることを暴露と呼び、口や鼻の粘膜などに付着しますが、これは感染ではありません。口腔粘膜の小さな傷や気管粘膜のバリアーを突破すると感染したことになります。しかし、これでも多くの方は発症しないので無症候性感染と呼ばれます。

コロナウイルスが細胞に感染するには、血管壁の細胞膜にあるＡＣＥ2受容体にスパイクで結合する必要があります。その後で細胞膜のタンパク質分解酵素がスパイクを切断してウイルス膜の性質が変化し、これにより細胞とウイルスが融合してウイルス遺伝子が細胞内に注入されて感染が成立します。

したがって、ＰＣＲ陽性と感染とはまったく違った次元です。しかし、現在は両者が混同されて混乱の主因になっています。

細胞内に注入されたウイルスの遺伝子は細胞の遺伝子合成システムを利用して自己を大量に複製します。

ウイルスの遺伝子が増えると、細胞膜表面にスパイクタンパクが配列し、その中にウイルス遺伝子が包み込まれます。これがウイルス粒子として分離すると体外へ排泄されます。これがウイルスの暴露・感染・増幅・排出のサイクルです。

今回の新型コロナはスパイク遺伝子が突然変異したものです。スパイクで負荷電を持ったアスパラギン酸（アミノ酸）が中性のグリシンに換わることにより電気的反発力を失い、ACE2受容体に結合しやすくなり、最終的に感染力が約6倍強くなりました。これが感染力が強い新型コロナウイルスの物理化学的特色です。

このようなメカニズムで、あっという間に世界中に感染拡大しました。2020年3月頃に、皆さん方もテレビでニューヨークやイタリアの惨状を見せられたと思います。これが感染者が激増した〝感染爆発〟という現象だったのです。

この頃、日本でも感染者が増えていましたが、その数は欧米と比べて三桁も少なかったのです。

この頃、〝日本のＰＣＲ検査数が少ないことは恥だ！〟などとモーニングショーで〝コロナの女王〟と呼ばれる自称専門家たちが捲《まく》し立てていました。実は、〝感染者〟とされているのは、ＰＣＲ陽性者か発症して医者が診断した人だけであり、ＰＣＲ検査を受けていない圧倒的多数が既にコロナに感染していたことがわかりませんでした。新型コロナの感染者の大半が無症状なので、世界中で感染者数を正確に把握している医者や科学者は一人もいません。

このために、ＰＣＲ検査を増やして陽性者を感染者と誤解し、不確かな数値で世界中が踊らされて1年間もお祭りをやっていたわけです。

Section 3 日本と世界では死者数が桁違い！その理由は!?

井上 それでは死者数なら確実だろうと思い、それを国内外で解析して

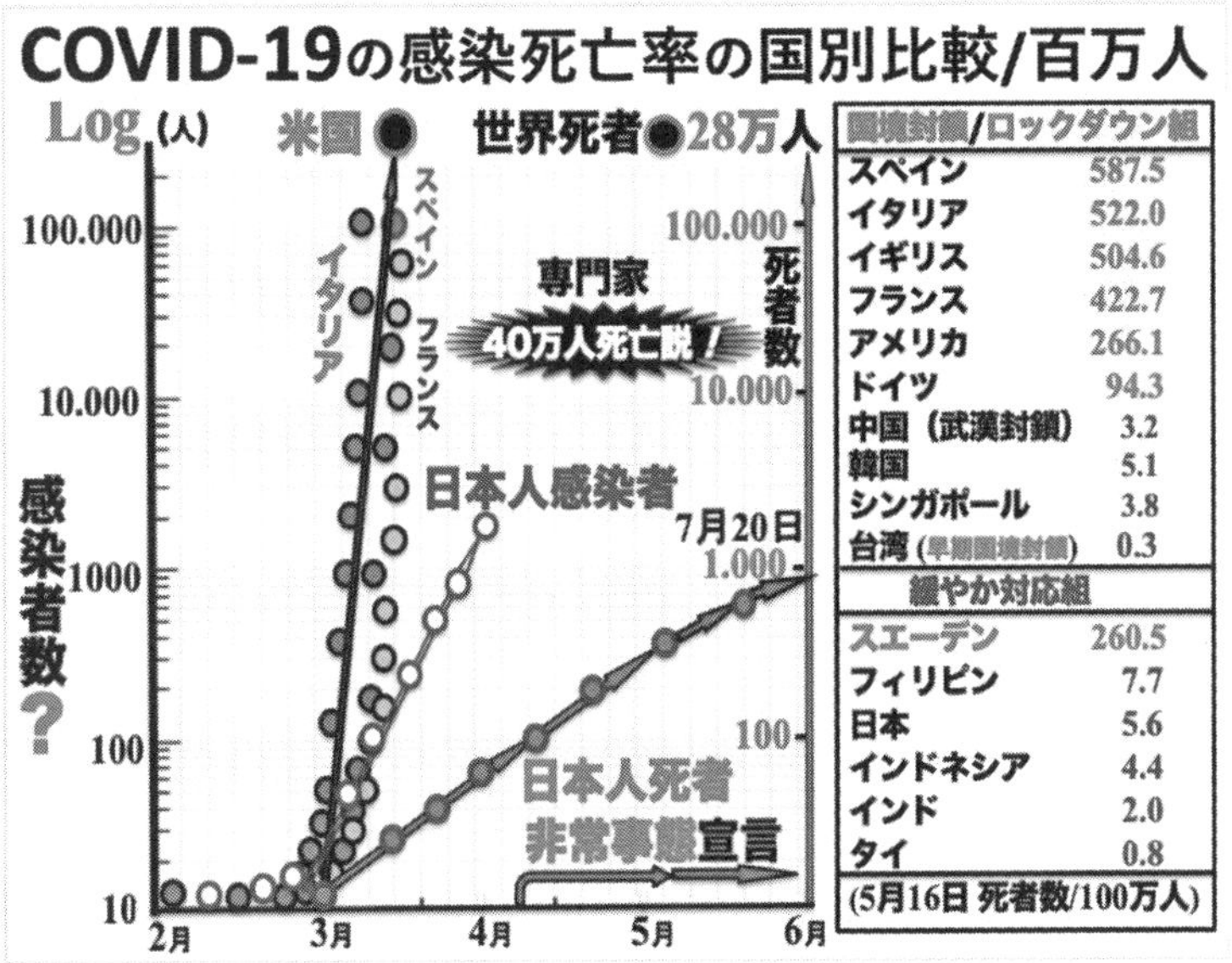

2020年

新型コロナウイルスの国別感染者数と死亡者数

上左側は感染者数と日本の死者数（7月20日に千人に到達）の片対数グラフであり、感染者は直線的に増加したが、欧米に比べて日本での被害は極めて少ない。上の右表は国境閉鎖やロックダウンを厳しく行なった国（上段）と緩やかに対応した国（下段）での死者数で、対策の強弱と無関係に東アジアでの被害は極めて低い。

みました。世界中で約30万人の死者数の頃を片対数で比較すると、日本でも屋形船での死者をスタートに3月から直線的に増加していきました。この傾斜から、日本では6〜7月頃に約1000人ほどの死者が出ることが4月頃に予測されました。

その頃に〝8割おじさん〟と呼ばれる専門家が〝何もしないと42万人死ぬ！〟と煽ったために、安倍前首相が仰天して非常事態宣言を出してしまいました。

5月の連休明けには感染の実効再生産数が0・3ぐらいになっていたので、コロナは終息していると判断して〝非常事態宣言〟を取り下げるのが科学的判断だったのです。しかし、自粛を緩めたらまた感染爆発するとのことで、緊急事態宣言を延長してしまいました。

しかし、このような対策と無関係に死者は直線的に増加し、7月20日に1000人を超えました。これが日本での死者の実数であり、同じ時期に海外では数百万人も亡くなっていました。世界と日本では新型コロナの被害が全然違ったのです。

私は日本の行政がヨーロッパやアメリカと同様の対策をすると大変なことになると考え、厳しくロックダウンした国と日本のように緩やかだった国とを比較してみました。

ヨーロッパやアメリカは非常に厳しく規制しましたが百万人当たりの死者数は3桁なのに対して、日本はほとんど何もしなくても一桁台にとどまりました。

坂の上　これは同じコロナウイルスなのですかね？

違うウイルスじゃないのですか？

井上　その答えはイエス＆ノーです。

不安定な遺伝子の新型コロナウイルスでは多くの突然変異種が生まれてきます。２０２０年の夏頃には世界で６０００種類以上も変異株があり、約2週間に1回の速度で新型株が生まれています。

坂の上　その段階で、ワクチンはもう無理ですね。６０００種類もワクチンは作れない！

井上　それはまた別の話ですね。６０００種類以上もありますが、個々

坂の上

これは同じコロナウイルスなのですかね？
違うウイルスじゃないのですか？

井上

その答えはイエス＆ノーです。
不安定な遺伝子の新型コロナウイルスでは多くの突然変異種が生まれてきます。2020年の夏頃には世界で6000種類以上も変異株があり、約２週間に１回の速度で新型株が生まれています。

の変異は微細であり、ウイルスの基本的な構造は類似しています。免疫反応には交差免疫と呼ばれる仕組みがあり、構造の類似した複数の変異株でも同様に中和することが可能です。したがって、変異株が出てもワクチンがすぐに無効になることはありません。

最近、イギリスや南米で新々型変異株が生まれたと騒いでいますが、これらも6000種類の中の一部に過ぎません。それよりも日本の中でも新変異株が同じ速度で生まれてくる可能性もあります。これがコロナウイルスの変異速度なのです。

坂の上　同じコロナウイルスなのに、なぜに東アジアの地域や民族ではそれほど凶暴でなく、ヨーロッパやアメリカでは死者が多かったのでしょうか？

井上　京大の山中教授が〝ファクターX〟などと言われていましたが、その本体は免疫的特性です。ウイルスに対しては免疫力でしか闘えないからです。

現在、日本に長年住んでいる生粋の日本人と外国人の比率は約50対1

井上

日本に住んでいる外国人は日本人より約14倍もコロナに罹りやすいことがわかっています。昔から日本に住んでいた人たちは土着のコロナウイルスで毎年風邪を引いており、コロナウイルスに対する基礎的な免疫力を持っていたのです。

で、外国人は約２％です。しかし、感染者が１５００人の時点で両者を比較してみると、外国人の方が４００人（27％）も罹っていたのです。

すなわち、日本に住んでいる外国人は日本人より約14倍もコロナに罹りやすいことがわかっています。

昔から日本に住んでいた人たちは土着のコロナウイルスで毎年風邪を引いており、コロナウイルスに対する基礎的な免疫力を持っていたのです。

坂の上　なるほど。日本人はもともとコロナに罹りにくいんだ（笑）。

井上　いいえ、毎年コロナ風邪に罹っています。そのおかげで免疫力が付き、罹っても数日寝ていれば治っているのです。

坂の上　普通の風邪を引いていたから耐性ができて、我々はコロナに罹っても、発症したり重症化したりしにくいということですね。

井上　そうです。

Section 4

日本人は既にワクチンを打ったのと同じ状況!!

井上 実は、各国に武漢の弱毒株と強毒株がいつ頃入ってきたかがゲノムレベルで判明しています。

坂の上 先生、ゲノムとは何でしょうか？

井上 ゲノムとは遺伝子のことで、ここではウイルスの遺伝情報全体を意味します。コロナの遺伝子を解析すると、弱毒株や強毒株の遺伝子がわかるのです。

それらがどのような順番で入国したかが世界的に調べられています。それによるとEUや南半球にはいきなり強毒株が入ってきた国が多いことがわかります。

一方、日本では中国人旅行客と一緒に弱毒のウイルスが2019年12

月から2020年の2月末まで大量に入っており、その後でヨーロッパやアメリカからチャーター便で帰国した日本人が持ち帰ったG型強毒株が入り、これにより3月から屋形船をはじめとする感染が広がり始めて少しずつ死者が増加していきました。

日本人は土着コロナで毎年免疫の訓練を受けていましたが、2019年暮れから翌年の早期に新型の弱毒株に感染していました。これは日本人がワクチンを2度接種したのと同じ状況になったことを意味します。

坂の上　じゃ、中国人が日本にいっぱい入国していてよかったんだということですね（笑）。

井上　そのとおりです。

坂の上　それでは安倍さんの政策は結果的には大ヒットしてよかった！ということですね？

井上　ギリギリまで三密状態だったことが結果的にラッキーだったのです（笑）。

日本人は土着コロナや弱毒株に自然感染してワクチンを接種したのと

新型コロナ株の入国時期

上図はEUなどへの弱毒コロナ株（黄）と強毒株（青）の侵入パターンを示す。日本（下図）では2月末までに大量の弱毒株が入国し、その後に成田の臨時便で日本人が持ち帰った強毒株により死者が少し出た後に自然収束した。

緊急事態宣言が出されたのは遥かその後の4月7日である。

世界と日本の新型コロナ弱毒株&強毒株上陸の時間経過

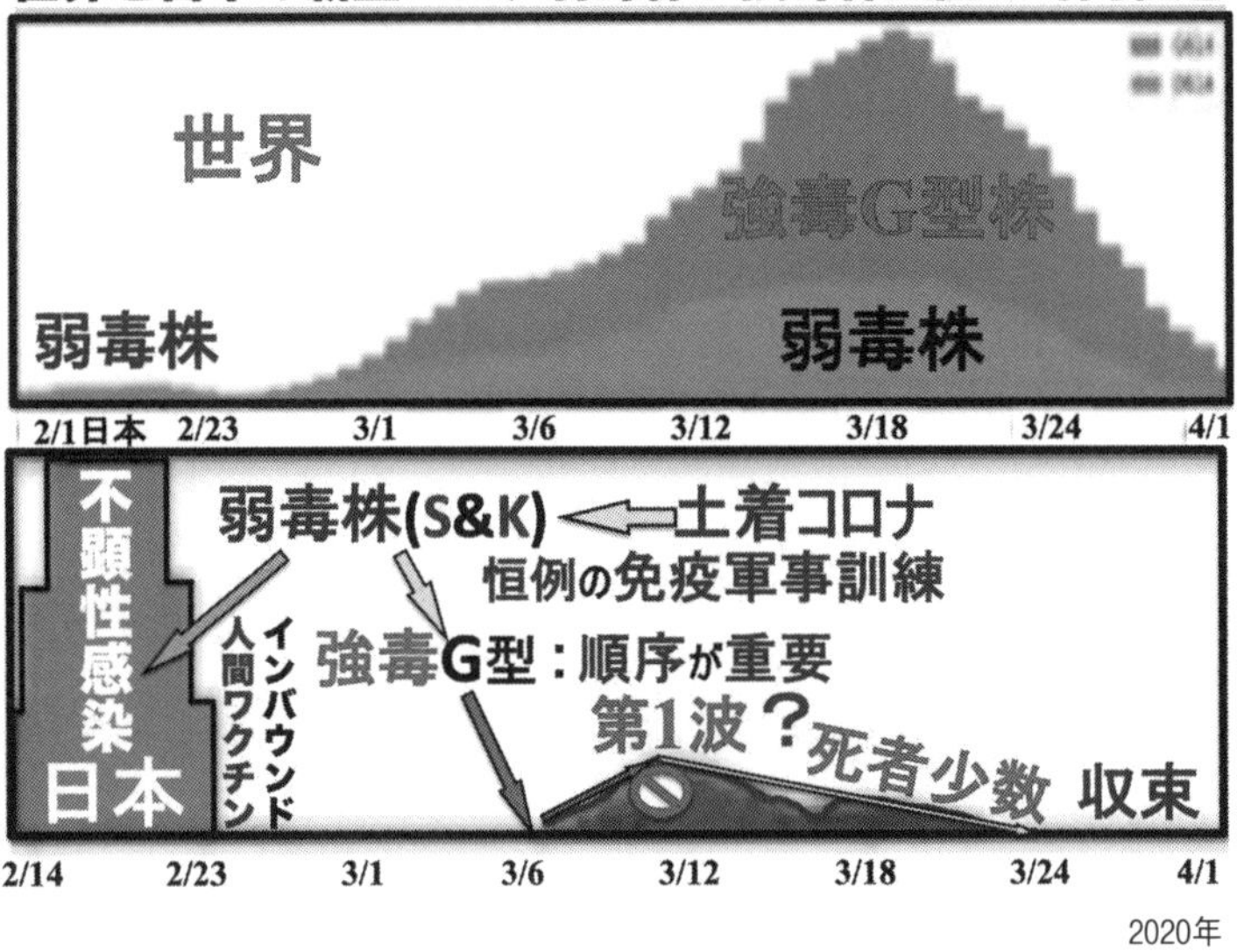

同じ状態になっていたのです。

安倍さんが買ってくれたワクチンの2億8000万回分というのは全国民に2回接種できる量なのです。BCGと同じようにワクチンも2回打つと有効に機能するのです。日本人は土着コロナに加えて、2種類の弱毒コロナ株に知らないうちに感染してコロナ族に対して強い免疫力を獲得し、その後に強毒コロナが入国したのです。これにより3月8日頃までには日本人が集団免疫を獲得しており、その後に入国した強毒コロナ株を撃退できたわけです。

一方、強毒のG型株がヨーロッパやアメリカに入ったときにはまだ集団免疫がなかったので、イタリアやニューヨークは一気に修羅場になったわけです。

これが集団免疫という重要な免疫力なのです。皆さんが子供の頃にBCGを打ったのは、日本全体で結核菌に対する集団免疫を獲得することによって、結核菌がいても罹らない国をつくるためです。

大半の方に免疫力がない場合は、ちょっと入ると全員が罹ってしまい

井上

毎年コロナ風邪に罹りながら免疫的に軍事訓練し、さらに中国からのインバウンドによって弱毒株でワクチンのようにダメ押しをしてもらったので、強毒株が入ってきてもすぐに撃退してしまいました。これが日本で重症者や死者が極めて少なかった本当の理由です。

日本人がＥＵやアメリカと違う免疫状態だったことが非常にラッキーだったのです。

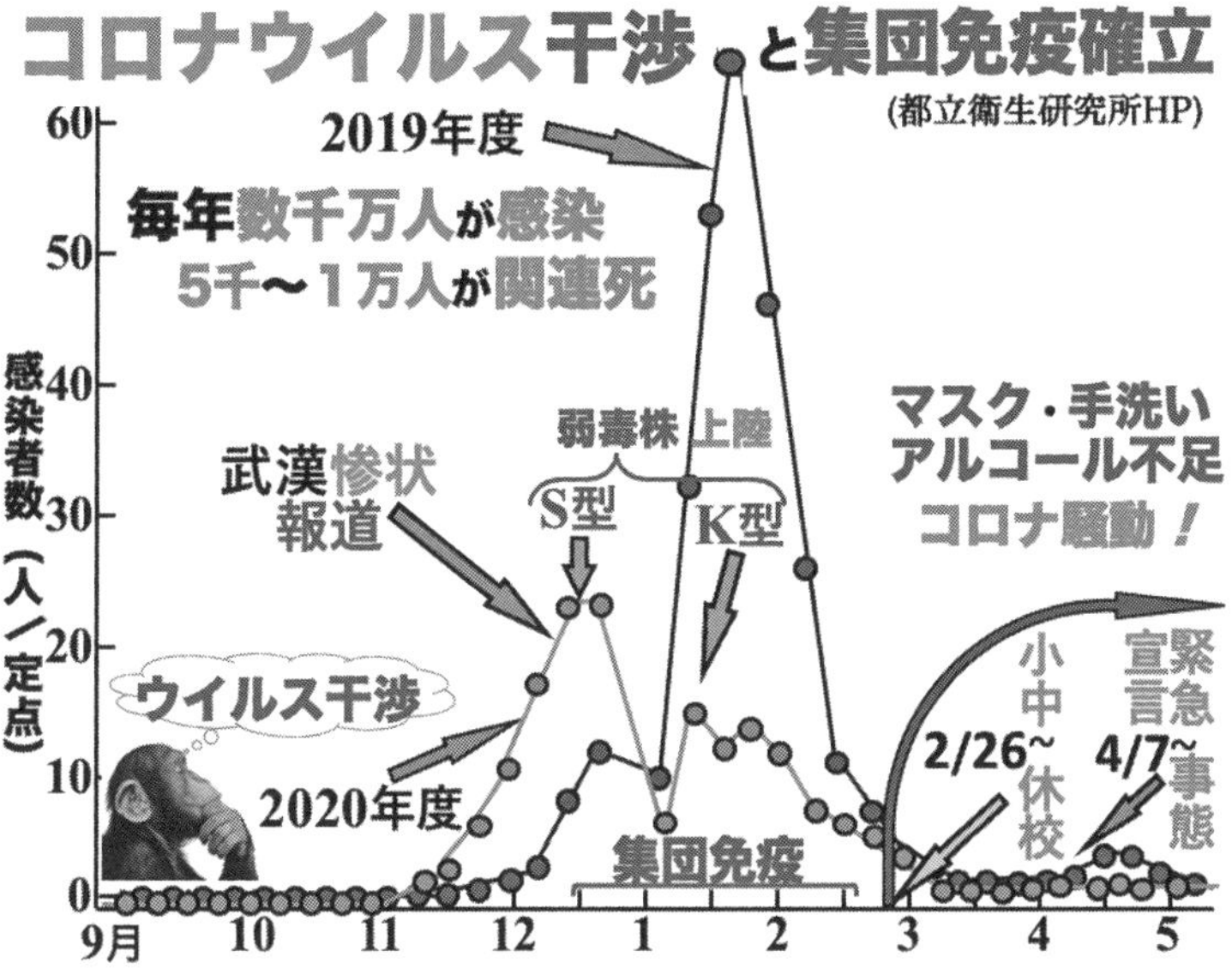

インフルエンザと新型コロナウイルスの干渉

インフルエンザは毎年２月をピークに感染を繰り返してきたが、2019〜20年は感染が劇的に抑制された。この時期は中国人インバウンドと共に弱毒の新型コロナＳ株とＫ株が入国し、ウイルス干渉によりインフルエンザを駆逐した。休校措置や緊急事態宣言はその後に出されて感染収束とは無縁であったが、国民にマスクや手洗いの習慣を定着させた。

ウイルス干渉により2020年のインフルエンザは世界的に激減し、日本では死者が激減して超過死亡数も約１万人抑制された。

ます。一部の人が罹っていても、ほとんど効果はありません。しかし、毎年コロナ風邪に罹りながら免疫的に軍事訓練し、さらに中国からのインバウンドによって弱毒株でワクチンのようにダメ押しをしてもらったので、強毒株が入ってきてもすぐに撃退してしまいました。これが日本で重症者や死者が極めて少なかった本当の理由です。

日本人がEUやアメリカと違う免疫状態だったことが非常にラッキーだったのです。

Section 5
コロナで死んだ人の秘密

井上　お相撲さんは元気な集団と思われています。しかし、多くの方はインスリンを打ちながらちゃんこ鍋をかき込んで巨体を維持していると言われており、〝国技のための生活習慣病集団〟なのです。

坂の上　お相撲さんって、インスリンを打ちながらちゃんこ鍋を食べて相撲をやってる方が多いのですか。

井上　そうしないとあの体型を維持できません。

坂の上　エーッ、不健康ですね。スポーツなのに。

井上　事実、お相撲さんたちの平均寿命は一般の方よりも随分短いですね。

坂の上　かわいそうに。

井上　実は100年前のスペイン風邪のときにも、興行先の台湾で多くのお相撲さんが亡くなったこともわかっています。

志村けんさんもコメディアンとしてバカ殿様役を見事に演じながらご乱行の限りを尽くされました。彼も免疫的にはかなり危ない方だったのでしょう。

世間の危機感にとどめを刺したのが若くて別嬪《べっぴん》さんの岡江久美子さんですね。彼女は乳ガンの化学療法で免疫力がガタガタだったのではないでしょうか。今回、若い世代、あるいは元気だと思われていたのにコロ

井上

コロナがｊ26主因で死んだ60歳以下の方は非常に少なく、大半は平均寿命を超えたおじいさん（おばあさんの２倍も多い）が主体です。

日本人男性の平均寿命は81．４歳ですが、コロナ死の多くは寿命に近い方々なのです。

ナで亡くなった方々の多くは糖尿病やガンの化学療法を受けていた免疫弱者だったのです。その典型的な例が永寿総合病院で亡くなられた白血病治療中の患者さんだったのでしょう。

コロナが主因で死んだ60歳以下の方は非常に少なく、大半は平均寿命を超えたおじいさん（おばあさんの2倍も多い）が主体です。

日本人男性の平均寿命は81・4歳ですが、コロナ死の多くは寿命に近い方々なのです。

これまでも毎年多くのおじいちゃんが風邪をこじらせて亡くなっていましたが、２０２０年はそれがテレビのワイドショーで観える化されたので騒いでいるだけです。

坂の上　ハッハッハ。先生、おもしろいですね。お医者さんじゃないみたい。さすが関西人ですね。

井上　これは真面目な医学のお話です。

Section 6

PCRをコロナ検査に使ってはいけないことを忘れた世界！

井上 多くの方々が騒いでいるPCR検査は、条件が安定した実験室で用いると素晴らしい武器になります。しかし、突然変異が多いウイルス感染症の診断に用いると大混乱の原因になります。

PCRは突然変異の多いウイルス感染症の診断に使ってはいけないという大原則があります。しかし、今回は世界中がそのことを忘れてしまいました。

しかも、PCRで陽性とわかっても、新型ウイルスなので治療法はないのです。

そのために従来どおりに風邪の治療法で対応するしかないというのが現実です。その点でも、ウイルスに対しては免疫力が大事なのです。

コロナに罹ると2種類の抗体が産生されます。速やかに産生されるＩｇＭと比べ、ゆっくり産生されるＩｇＧ抗体は比較的長寿命でウイルスを有効に中和します。

抗体の一番大事なターゲットはウイルス表面のスパイクで、分子量が18万程度なので何種類もの抗体が産生されます。これはポリクローナル抗体と呼ばれ、鉄砲ならショットガンみたいなものです。いいかげんに撃ってもどれかが当たってくれるわけです。免疫に関しては、精密なライフル銃よりも、下手な撃ち手でも当たるショットガンのほうが有効なのです。

遺伝子でタンパク質を合成する際に読み始めの部分はＮ末端と呼ばれており、そこに対する抗体ができると、土着コロナ、弱毒コロナ、強毒コロナなどをすべて中和してくれます。これを交差免疫反応と呼びます。

坂の上　へーッ、免疫にもいろんな種類があるのですね。

私はバカのひとつ覚えで免疫は免疫だとしか思ってないけど、そんなに種類があるんですね。

井上

遺伝子でタンパク質を合成する際に読み始めの部分はＮ末端と呼ばれており、そこに対する抗体ができると、土着コロナ、弱毒コロナ、強毒コロナなどをすべて中和してくれます。これを交差免疫反応と呼びます。

坂の上

へーッ、免疫にもいろんな種類があるのですね。

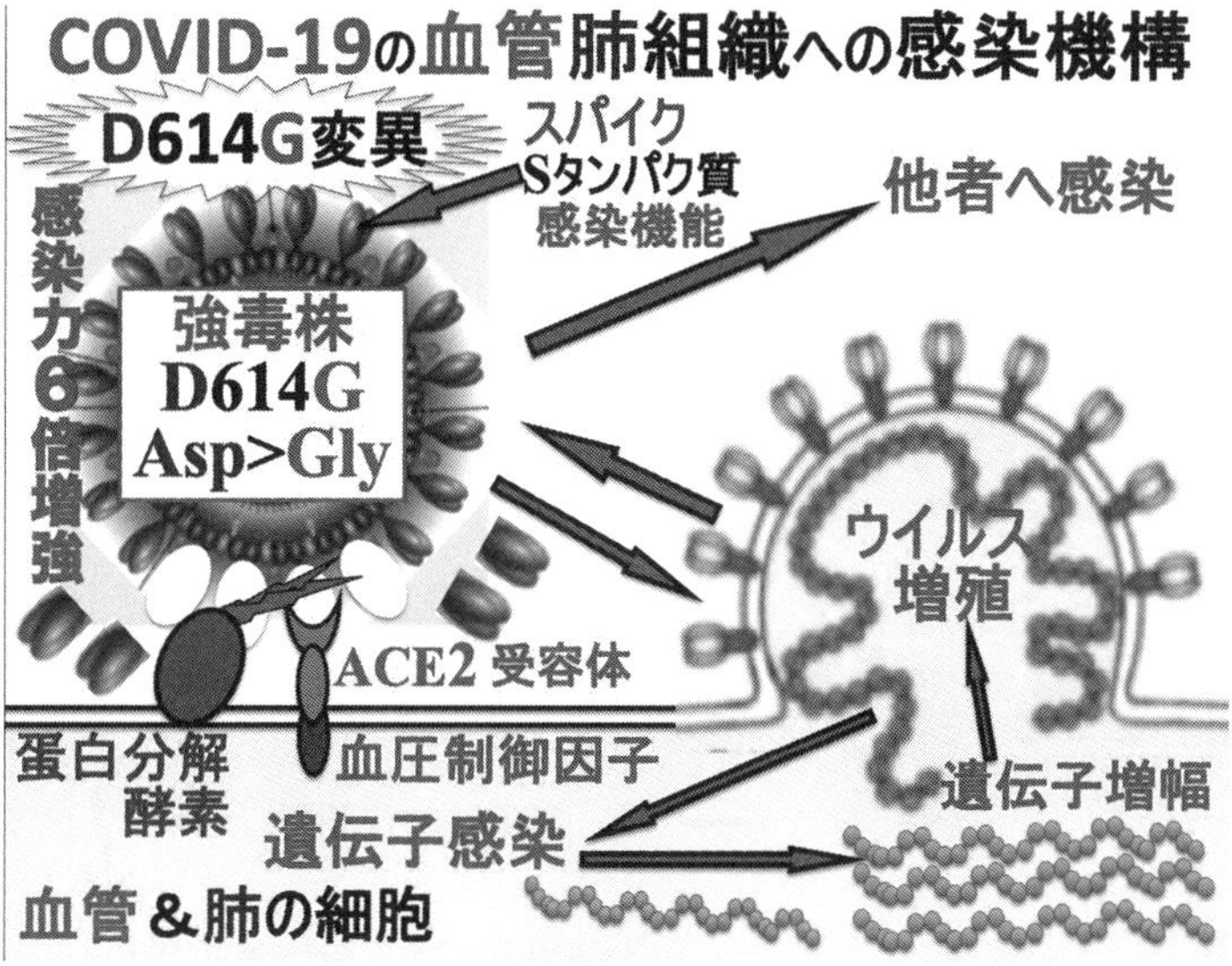

新型コロナウイルスの感染機構

新型ウイルスはスパイク蛋白のアスパラギン酸がグリシンに変異して感染力が約6倍増強した。このスパイクが血管壁細胞のACE2受容体に結合して蛋白分解酵素で切断されると、ウイルス遺伝子が細胞内に注入される（感染成立）。細胞内で増殖したウイルス遺伝子は、新たに形成されたスパイク含有細胞膜に包まれてウイルス粒子が増産される。

井上　免疫系には陸海空の軍隊に加えてサイバー軍隊もあります。抗体というのは空軍のミサイルみたいなものです。ウイルスに感染した細胞を殺す戦車のようなリンパ球の陸軍も大切です。

坂の上　抗体は身体を守るだけじゃなくて、ウイルスも攻撃するのですか？

井上　抗体がウイルスと結合して排除するだけでなく、ウイルスに感染した細胞をリンパ球が丸ごと殺してしまいます。

坂の上　すごいですね。知りませんでした。

井上　ウイルスのスパイクに抗体が結合すると、ウイルスが感染するためのACE2受容体に結合できなくなるわけです。更に、抗体が結合したウイルスは白血球に食べられて分解され、それで防御できるのです。

Section 7
ウイルスに対しては抗体と細胞性免疫が重要！

井上　ウイルスに対しては抗体と感染した細胞を直接殺す細胞性免疫という陸軍の機能も重要です。

坂の上　抗体にも海軍と空軍と陸軍がいるんですね。すごいなあ。

井上　軍隊と同じですね。多くの皆さんは毎年のように風邪を引いて免疫的軍事訓練を繰り返しているのです。

２０２０年の春頃には新型コロナに対する抗体の血中半減期が約36日であり、３カ月で10分の1、半年で１％に低下することがわかっています。

このために、２０２０年6月に厚労省が仙台、東京、大阪で抗体検査をしたら０・１％しか測定できなかった。このことから、〃日本人はほとんどコロナに罹っていない〃と誤った判断をしてしまいました。

坂の上 これはダメだ！ だからワクチンだ！ ということになったわけですね。

井上 そうです。コロナ抗体の血中半減期が36日という論文が2020年に出ていますね。そのことを知らない自称専門家がワーワー騒いでおり、視野狭窄的な蛸壺専門家が混乱を拡大させていますね。

坂の上 テレビに呼ばれる専門家は、iPS細胞の方も含めて、感染症をちゃんと勉強してなかったのでしょうか。かなり死ぬ、死ぬ、死ぬと言って脅しましたね。

井上 山中教授は私が大阪市大にいた頃に「ジャマ中」と言われていた方です（笑）。

非常に優秀なiPS研究者ですが、感染症については研修医並みの知識しか持っておられません。

今回、彼は政府や専門家会議の失策のアリバイ作りに利用され、学者として非常に気の毒なシチュエーションに陥られたと思います。

坂の上 じゃ、悪気はなかったけれども、善意で言ったことが、〝山中

井上

コロナ抗体の血中半減期が36日という論文が2020年に出ていますね。そのことを知らない自称専門家がワーワー騒いでおり、視野狭窄的な蛸壺専門家が混乱を拡大させていますね。

先生が言っているから怖い〟と多くの市民が信用し、必要以上に怖がらせてしまった！

井上　そのとおりですね。

実は、血中のコロナ抗体が低下しても、その免疫力は記憶されているのです。体内にコロナに対する免疫力を記憶した細胞がいます。このために抗体が低下してウイルスに罹っても、免疫記憶したリンパ球がすぐに臨戦態勢をとって抗体を作りウイルスを中和し、陸軍が感染した細胞を処理してくれます。

このために毎年風邪を引いても3日ほど寝ていると治ります。

Section 8
すりかえるな！ PCR陽性と感染は別次元！

坂の上　今、ＰＣＲ検査をバンバンやっていますね。これはどんなものですか？

井上　コロナウイルスの遺伝子は約３万個の塩基でできています。ＰＣＲ検査ではその中の１００個程度の断片を切り取って鋳型にし、これをＤＮＡに変換して温度を上下させることにより、2、4、8、16、32と倍々に増やします。コピー数が一定以上になると光って陽性になります。

　理論的には45サイクル増幅すれば１個のカケラでも見えるようになる超高感度の検出方法です。

　パンデミックの直前に亡くなられたキャリー・マリス博士はこの発明でノーベル賞を受賞されました。博士は〝ウイルス診断にＰＣＲ検査を用いないように〟との遺言を残されています。

坂の上　グッドタイミングで亡くなられましたね。パンデミックで大変なのでＰＣＲ検査を使おうというときに？

井上　魑魅魍魎《ちみもうりょう》の世界では様々なことが起こりえます。大切なことはＰＣＲで35サイクル以上増幅すると何を見ているかわからなくなることです。日本の国立感染研究所のように40～45サイクルも増幅すると大量

井上

パンデミックの直前に亡くなられたキャリー・マリス博士はこの発明でノーベル賞を受賞されました。博士は〝ウイルス診断にＰＣＲ検査を用いないように〟との遺言を残されています。

坂の上

グッドタイミングで亡くなられましたね。パンデミックで大変なのでＰＣＲ検査を使おうというときに？

の偽陽性を出して大混乱の原因になります。実は、経済的被害がひどい英国やフランスなどもＰＣＲの増幅サイクルが多いという共通点があります。

ＲＮＡウイルスの診断に不向きなＰＣＲ検査を誤用したことにより、土器のカケラを発見して〃無傷の縄文火焔型土器を発見した！〃と大騒ぎしているようなものです。よく見たら大半が穴の空いたカケラにすぎなかったということです。ＰＣＲ陽性者を感染者と誤解していることは重大な誤りです。

ＰＣＲ陽性と感染はまったく別次元なのに、これを混同しており、これを専門家がキチッと正さないことが日本の大混乱の原因です。

坂の上　今、テレビで毎日のように、今日は感染者が何人などと、感染者数ばかり報道してますが、それはＰＣＲ検査で陽性になった人数ですよね。

井上　そうです。

坂の上　先生は、陽性になったからといって感染者ではないとおっしゃ

井上

ＲＮＡウイルスの診断に不向きなＰＣＲ検査を誤用したことにより、土器のカケラを発見して〝無傷の縄文火焔型土器を発見した！〟と大騒ぎしているようなものです。よく見たら大半が穴の空いたカケラにすぎなかったということです。ＰＣＲ陽性者を感染者と誤解していることは重大な誤りです。

ＰＣＲ陽性と感染はまったく別次元なのに、これを混同しており、これを専門家がキチッと正さないことが日本の大混乱の原因です。

るわけですね。

井上　そのとおりです。ウイルスが付着してから発症するまでには様々な段階があります。ウイルスまたはそのカケラが喉に付着している場合、ウイルスが細胞内に入り発症しない場合や発症する場合など、感染までには様々な段階があります。ＰＣＲ検査ではそれを判断できません。新型コロナに感染しても大半が無症状で経過して治っています。これをすべて〝感染者〟として恐怖心を煽り混乱を深めています。

坂の上　簡単に言えば、ちょこっとウイルスが乗っかっているよというだけのことですね。

井上　服やスマホに埃や大腸菌が付着して大騒ぎしているのと大差ありません。

坂の上　ＰＣＲ検査はコロナウイルスだけでなく、他のウイルスも検出しますよね？

井上　これはイエス＆ノーですね。

現在、新型コロナに使われているＰＣＲ検査も、正しく使えばコロナウイルスだけを特異的に認識できます。通常は誤ってインフルエンザを検出することはありません。

坂の上　今のＰＣＲ検査はコロナしか拾わないのですか？

井上　今回のＰＣＲ検査はコロナ遺伝子のある部分を鋳型にして解析しているので、これでインフルエンザやエイズなどが引っかかることはありません。アフリカで〝マンゴーやパパイアが感染した！〟などと騒いでいるのは検査ミス（汚染）にすぎません。増幅サイクル数が多すぎるとこのようなことも起こり得ます。

多くは、感染力のあるフルサイズのコロナウイルス以外にその断片を検出している可能性が高いですね。とにかく〝コロナウイルスの遺伝子断片が見つかった〟というレベルです。

実は、ヒトの口腔内には数百万個もの戦闘装備した白血球が常時パトロールしており、常に活性酸素を放出し続けています。ヒトでは食事のたびに口腔内粘膜に小さな無数の傷がつきますが、そこから白血球が出てきて感染を防いでいます。この強力な白血球の防御能力により、病原菌やRNAウイルスの大半が分解されてカケラになっています。これが唾液中のコロナがなかなか感染できず、1～2週間近い潜伏期がある理由です。キスをしても感染しないのはこのおかげです。

坂の上　そーなのですか！　恋人同士もコロナでキスできないと思っていました(笑)。

井上　ＰＣＲ陽性者を感染者と誤解すると、そのような誤解に繋がりますね。

坂の上　ウイルスがいるかもしれないけど、大部分はカケラだけかもしれない？

井上　そのことを理解していないために様々な混乱を招いています。

坂の上　じゃ、ＰＣＲ陽性になった人の中には、本当のコロナの人もいるのですね。

井上　もちろんです。ＰＣＲも適切に用いれば、本当の感染者を検出できます。

坂の上　しかし、多くの場合が、幻を見ているにすぎませんね。

井上　ＰＣＲ陽性というのは、そういう内容なのです。

坂の上　でも、ウイルスが細胞の中に入れば感染者になるのですね。

井上　そうです。

　ＰＣＲ検査をＲＮＡウイルスの感染症診断に不適切に利用したことにより大混乱しているのです。

　ＷＨＯの指針にも〝35サイクル以上増幅してはいけない〟と明記されています。

坂の上　ＰＣＲ以外にコロナを検査できるキットや技術はあるのでしょうか？

井上　抗原検査や抗体検査があります。これについては後でご紹介します。

Section 9

コロナのおかげで死者が１万人激減！

井上　インフルエンザは毎年2月頃にピークになりますが、今回だけは12月〜2月にガクンと減り、２０２０年のインフルエンザの死者数は激減しました。

世界中で同様の現象が観察されており、２０２０年のオーストラリアではインフルエンザが絶滅したと報道されています。

その結果として、日本の開業医は患者さんが来ないので医療崩壊が起こったとのジョークが囁かれています（笑）。

実は、武漢肺炎が発生した際に数百万人が封鎖前夜に武漢市外へ逃げ出しました。この人たちが春節の際にS型とK型の弱毒コロナ株と共に来日し、多くの日本人が気づかずに無症候性感染していました。これに

井上
インフルエンザは毎年２月頃にピークになりますが、今回だけは12月～２月にガクンと減り、2020年のインフルエンザの死者数は激減しました。
世界中で同様の現象が観察されており、2020年のオーストラリアではインフルエンザが絶滅したと報道されています。
その結果として、日本の開業医は患者さんが来ないので医療崩壊が起こったとのジョークが囁かれています（笑）。

よりウイルス干渉という現象によりインフルエンザウイルスが感染できなくなりました。

その後の３月以降に、日本ではマスクがないとかアルコールがないなどのコロナ騒動が起きたのです。

そのために安倍さんが２月25日に全校を休校にし、４月７日に緊急事態宣言を出してしまいました。

坂の上　安倍さんの政策が後手に回って集団免疫が早期に確立されたおかげで結果的に良かったということでしょうか？

井上　そのとおりですね。今回は新興感染症なので当初は多少過剰反応することは医学的にやむを得ないことでした。

坂の上　そもそも学校閉鎖や緊急事態宣言も必要がなく、自粛も要らなかったということですか⁉

井上　医学的にはそのとおりですね。大半の対応が感染後であったことが判明しています。

火事が燃え尽きてから消防車が駆けつけたような状況ですね。この頃

坂の上

そもそも学校閉鎖や緊急事態宣言も必要がなく、自粛も要らなかったということですか!?

井上

医学的にはそのとおりですね。大半の対応が感染後であったことが判明しています。

にメディアと自称専門家が国民を煽りながらワーワー騒いでいたわけです。

致命的なミスは、５月連休明けに１人から何人にうつるかを示す〝実効再生産数〟が０・３以下であったにもかかわらず、専門家やメディアに煽られて緊急事態宣言を延長したことです。

６月２日に小池都知事が打ち上げた〝東京アラート〟などは、〝火事場で傷口に塩を塗りつける様な火事場泥棒的政策〟でした。

最初の緊急事態宣言は、新興感染症だから医学的にやむを得ないことですが、多くの対策は科学的には不要でした。

これは安倍さんや政府も判っておられますが、口が裂けても言えないでしょうね。

その後、モーニングショーの〝コロナの女王〟や都知事がＰＣＲ検査や三密云々と捲し立て、民間のＰＣＲ検査が激増して大量の偽陽性者を出した夏の陣が始まりました。

この頃には東大の名誉教授が国会で「８月には東京がニューヨークの

ような修羅場になる！」と涙ながらに訴えられていました。

優秀な研究者ですが、俯瞰的視野を欠いたことを真面目に主張されていました。京大の教授も8割おじさんと対談して「10万人亡くなる！」などと言ってしまいました。

坂の上　罪つくりですよね。

それで皆さん、家から出てこられなくなっちゃった。

井上　国民に人気のあるノーベル賞教授が言ったら、お茶の間のおじいちゃんやおばあちゃんはみんな信用して震え上がりますね。

坂の上　ノーベル賞を取ったからね。

井上　非常に影響力の大きい方だけに、同じ研究者仲間として大変残念に思っています。

確かにPCR陽性は多いですが、そのほとんどは圧倒的に無症状です。

PCR検査は遺伝子のカケラを検出しているだけで、ウイルスの感染力、毒性、全体像などはわかりません。

今、日本の混乱の最大の原因はPCR陽性者イコール感染者という誤

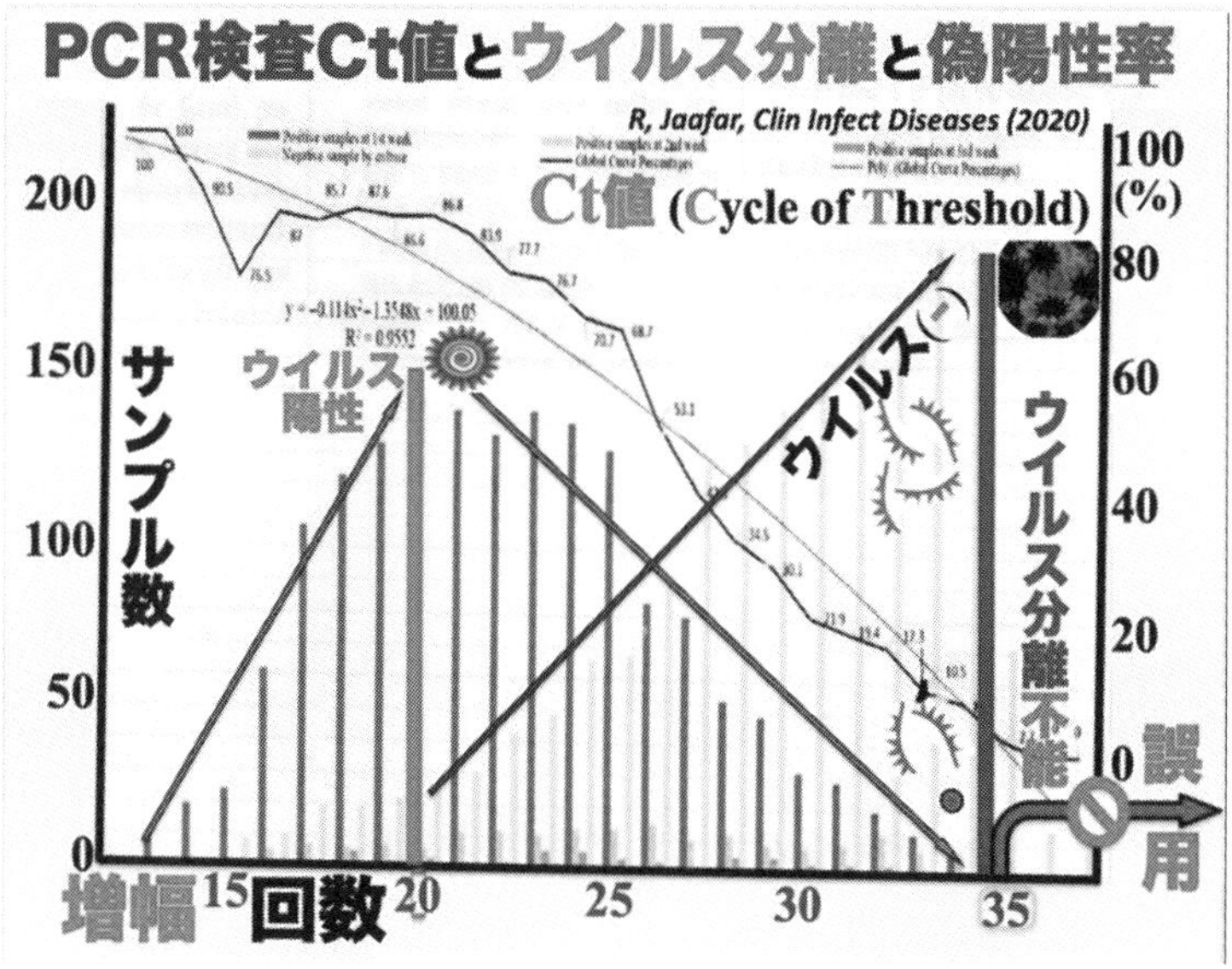

PCR 検査によるウイルス遺伝子断片の検出

感染力のあるウイルスは20サイクルまでの増幅で検出可能であり、それ以上では遺伝子のカケラの検出率が増加し、35サイクル以上では感染力を有するウイルスは検出されない。

WHO も35サイクル以下での使用を推奨しているが、日本では主に40〜45サイクルで偽陽性を激増させてきた。

解が自称専門家を含めて横行していることであり、これがものすごく大きな恐怖感と混乱を招いています。

坂の上　是非、先生のご見解を日本の航空会社や空港にも教えてあげたいですね。

ＰＣＲ検査をせず、ワクチンを打たなければ飛行機に乗せないという話になりつつあります。冗談じゃないという感じですね。

井上　これは科学的根拠のない対策であり、明らかに人権侵害ですね。

坂の上　そうですよ。基本的人権侵害だと思いますね。

井上　これまでも非常事態の際にはこのような不条理が常に横行しますね。

これは〝非国民〟と言われた75年前と大変よく似た現象ですね。

毎年、１３０万人もの日本人が死亡しており、その死亡者数やインフルエンザでの死者数などを冷静に比べると、コロナの本当の実力が理解できます。

実は、２０２０年はコロナのおかげでおじいちゃんやおばあちゃんの死亡者数が激減しています。日本人の超過死亡数は世界一低下しており、約1万人以上も少なくなっています。

これはインフルエンザで亡くなる人が激減したからです。一方、２０２０年の８～9月だけは増えています。

これは真夏にマスクをしたために、お盆の１週間で約１万６０００人が熱中症で救急搬送されて８５０人が重症化し、子供を含めて30人も死んだことなどが関係しています。

マスクは夏場にはハイリスクなのに、それを一生懸命真面目にやっています。特に子供や高齢者にとってマスクというのは非常にリスクの高いものです。

坂の上　これを学校の先生に聞かせたいですね。

本当に子供からマスクを取ってあげてほしいと思います。あれでは言葉を出せずに勉強もできません。

はっきり言って、一日中あんなことをされていたら、子供の脳に酸素が行かないから危険ですね。

お父さんとお母さんへ

マスクをして三密を避け、まともに外で遊べない子供たちは
大変痛々しいです。子供たちから不要なマスクを取り、
自由に伸び伸びと生活させてあげたいと願っています。
マスクで口をふさがれ、ガラスの檻の中で授業を受ける
生徒たちを見ていると、哀れでなりません。

私も1人の母として、子供たちをマスクから解放してやりたい
と願います。マスクは健康な子供が常時するものではなく、
成長期の子供に不必要にすると脳の酸素不足を起しかねません。

今、マスクがワクチンに代わろうとしています。
学校の予防接種や会社の健康診断で……。
ワクチンには予防効果だけでなく、危険も伴います。

特に、お子様を持つお父さまやお母さまには、
十分な良識と思慮深さが必要です。
大切な家族、お子様、愛する人のために、
本書が少しでもお役立つことをこころより願っています。

坂の上零

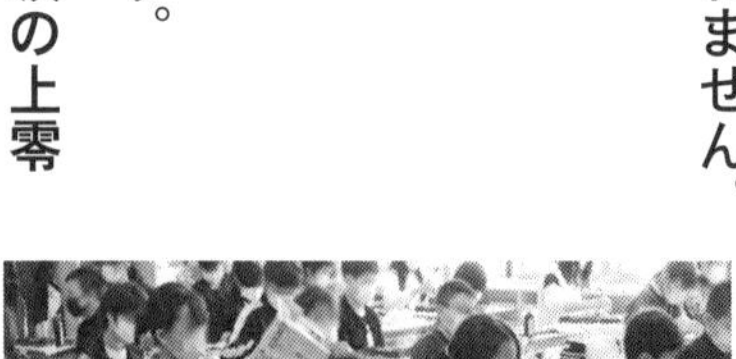

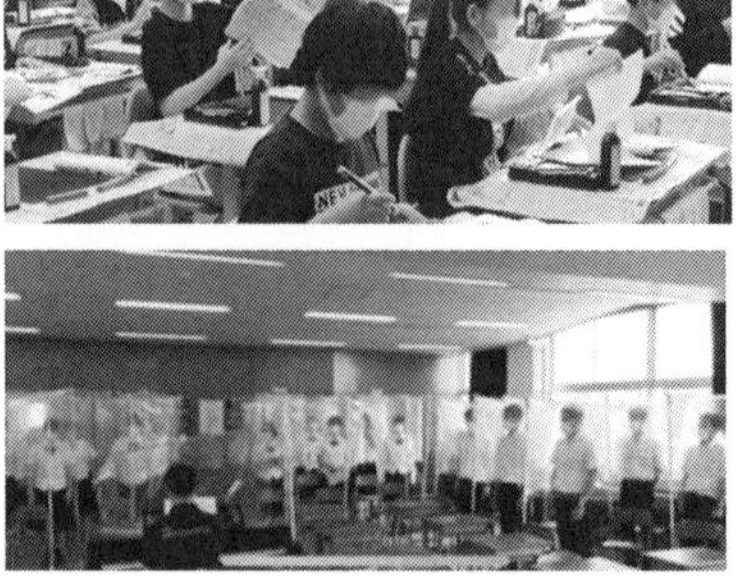

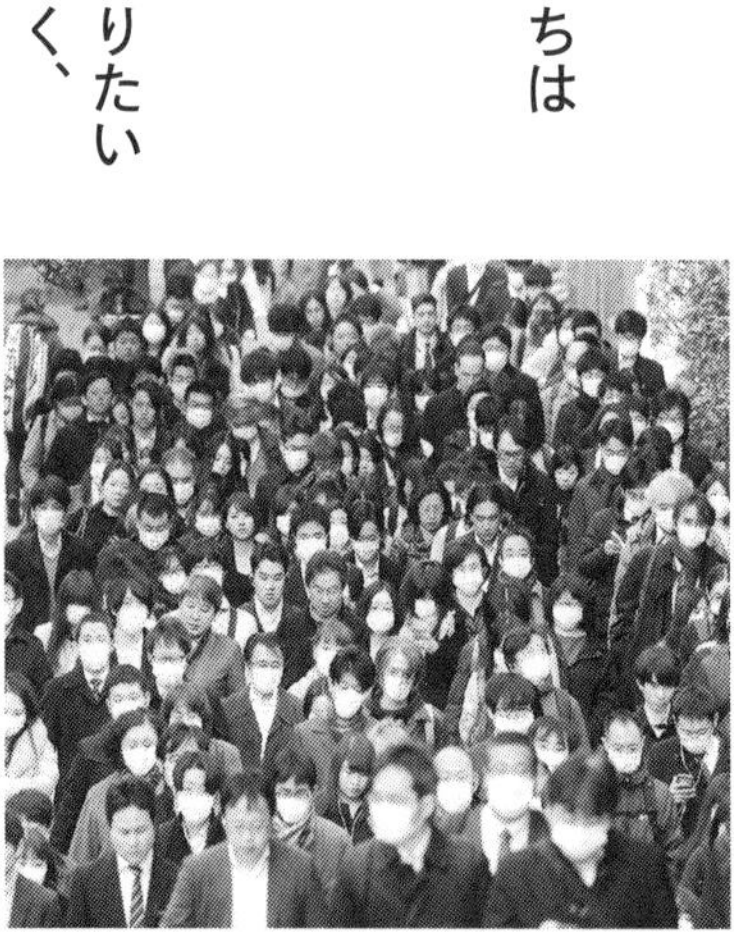

井上　エネルギー代謝の高い子供ではマスクが脳の発育不全を誘起する可能性が懸念されています。
このようなバカなことを我々は一生懸命真面目にやっているのです。

Section 10
コロナウイルスは腸に感染！だからトイレに注意!!

井上　都知事は夜の街に恨みがあるのかと思うぐらい厳しく自粛を強要しています。しかも、ＰＣＲ検査を拒否したら罰金を科すなどの暴論まで都民ファーストの議題に上がりました。〝風邪を引いたら罰金〟などという無茶苦茶なことを本気で議論しているわけです。
大阪も東京に負けてないですね。都知事を見習って関西近県の知事を巻き込んで自粛要請をしていますが、これは「赤信号、一緒に渡れば怖くない」ということに等しく、責任分散とポピュリズムの暴走ですね。

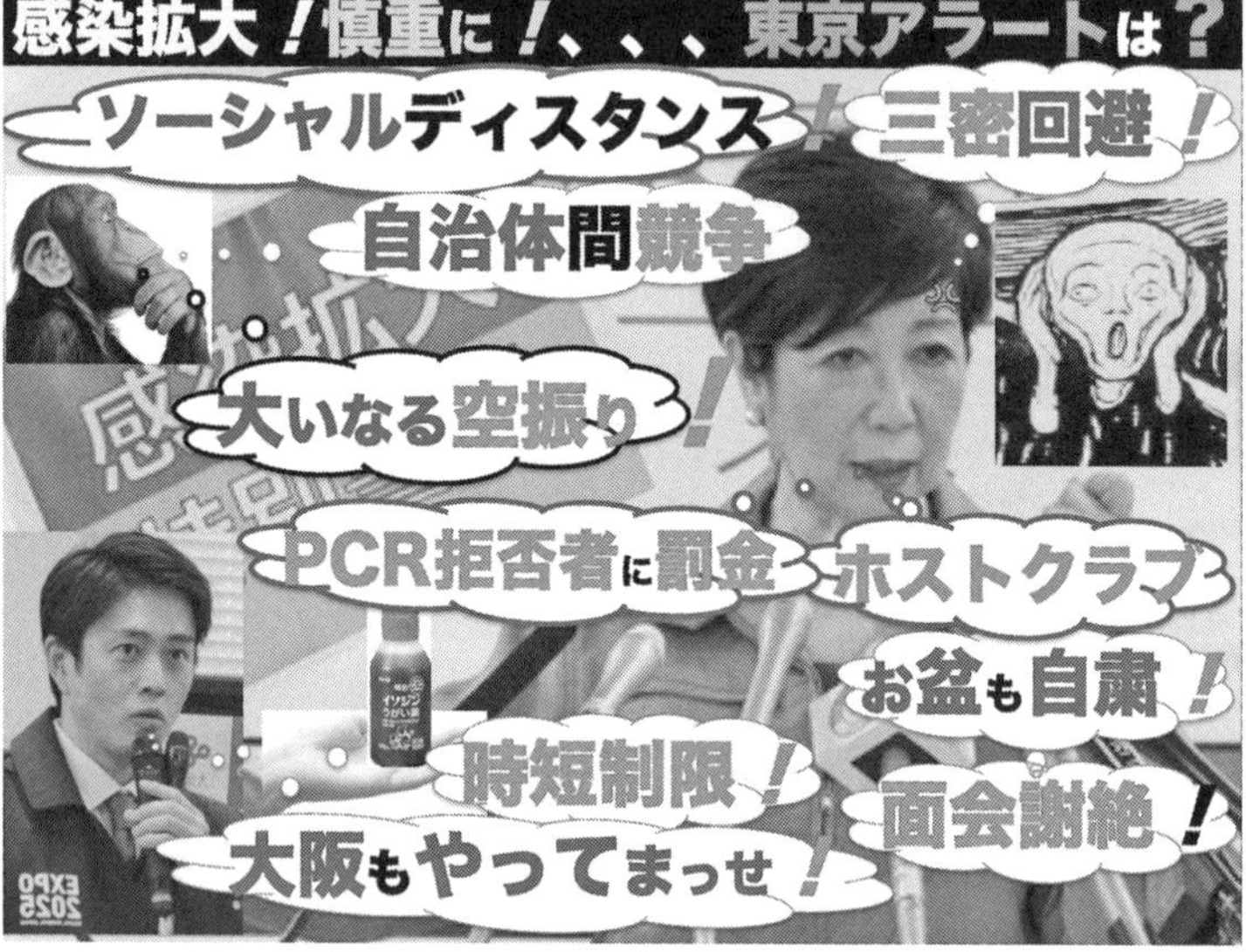
感染拡大！慎重に！、、、東京アラートは？
ソーシャルディスタンス！
三密回避！
自治体間競争
大いなる空振り！
PCR拒否者に罰金
ホストクラブ
お盆も自粛！
時短制限！
面会謝絶！
大阪もやってまっせ！
EXPO 2025

東京都知事の迷言集

自治体の“やってます宣伝競争”により
無意味な自粛が強要された。

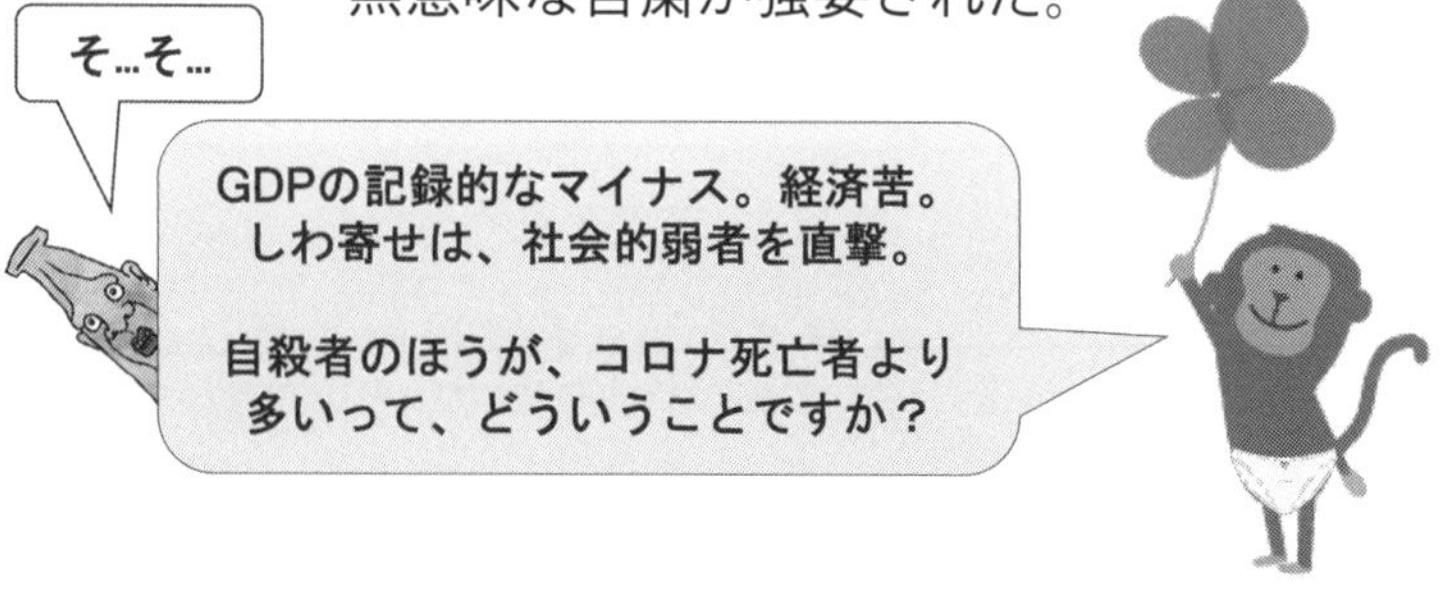

坂の上　福岡も負けてないです。

井上　今や地方自治体では「やってます感」の競争が起こり、日本中で同様の現象が起こっています。

　実は、三密回避や接触8割減は新型コロナにはほとんど無力だったことが、世界中で科学的に明らかになっています。

坂の上　マスクもお店の仕切りみたいなものも役に立たないということですね。

井上　それはイエス&ノーです。しかし、日本ではあまり意味がありませんね。

　マスクの予防効果は非常に限定的であり、三密回避や8割減が無効だったことが世界中でわかっています。

　この図は人口密度と死亡率の関係を見ています。例えば、アメリカやスウェーデンは日本の20分の1以下の人口密度であり、何もしなくても85%減になっています。しかも、アメリカやスウェーデンには三密電車などはありません。

彼らはクルマに乗って超過疎社会で生活しているのです。それにもかかわらず、100万人当たりの死者数は、日本の5・6人に対して260人と圧倒的に多いのです。

このように、新型コロナには三密回避や接触8割減が無効であることが世界中で科学的にわかっています。

次に、ロックダウンを厳しく行った国とそうでない国を比較しました。日本、中国、韓国などの生活の制限度はかなり違いますが、100万人当たりの死亡者数は同程度で一桁台です。

それに対して、厳しくロックダウンしたEU諸国では数百人に上っています。

スウェーデンは緩やかに対応しましたが、EU諸国と変わらない400人程でした。奇妙なことに、欧米などでは一生懸命厳しく対応したほうが被害を広げている傾向があります。

自粛した直後に感染者が一過性に増えることが世界的に確認されています。

これはなぜなのか？　実は、そこに新型コロナウイルスの非常に巧みな戦略があるわけです。

様々な生活品の表面に付着したコロナウイルスの感染力が、温度と湿度が変わるとどの程度持続するかを調べた研究論文があります。湿度や温度が低い冬にはコロナウイルスはガラスやN95マスクの表面で感染力を2週間ぐらい維持できます。

これらのことから新型コロナも旧型コロナと同様に基本的には冬型の風邪ウイルスだということがわかりました。

寒い季節になったので、スマホが感染した、諭吉さんが感染した！と騒いでいるのが、今の日本の現状です。PCR陽性者を感染患者と誤解していることと同じですね。マスクも様々な問題を抱えていますね。

坂の上　マスクにウイルスをいっぱい集めて、それを触った手であちこちに触るから。

井上　マスクはフィルターですから、息を吸うと表面にいろいろな粒子が付着して集積します。

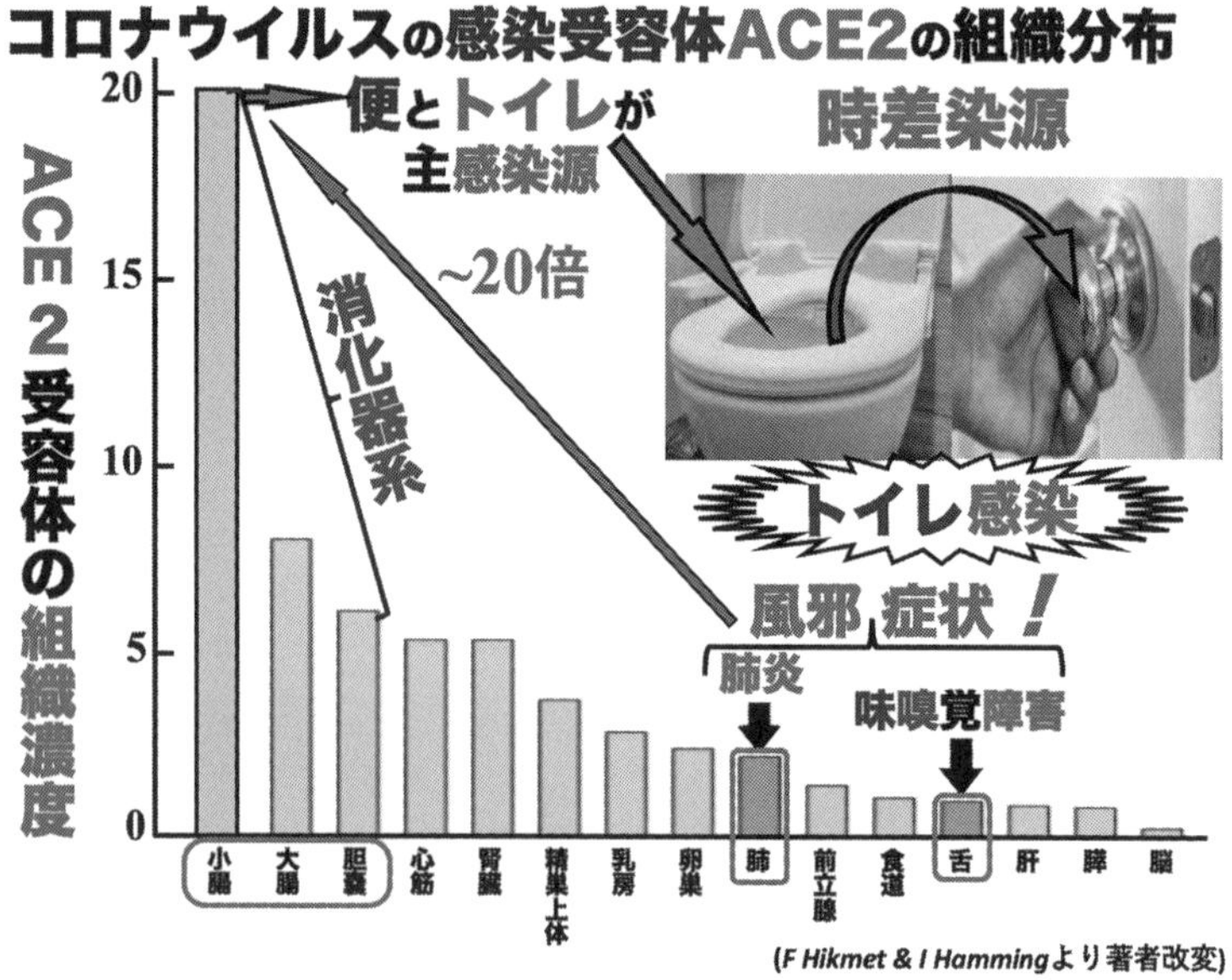

ACE2受容体の組織分布と感染ルート

新型コロナの感染受容体は消化管に最も多く、トイレを介して時差的に糞口感染する。

公衆トイレではアルコールで便座とドアノブをシュッと一拭き消毒して感染予防することをお勧めする。

坂の上　その手で握手したり料理したりするわけでしょう。

井上　我々は無意識に毎日数百回以上も顔や鼻や口を触っています。それでウイルスに感染すると嗅覚や味覚がなくなるわけです。

実はコロナの感染受容体であるACE2の遺伝子発現は、喉や肺や心臓よりも腸で圧倒的に多いのです。

だから、〝マスクは口よりもお尻にすべき〟というジョークもあります（笑）。

それが、マスクをしても三密を避けても感染が止まらない重要な理由なのです。

コロナの感染受容体が腸に最も多いことは、便が重要な感染源であることを意味します。だから、トイレの便座や内側のドアノブなどにもウイルスが付着するわけです。

坂の上　特に男性は立って排尿するから尿が飛び散りますものね。

井上　いや、尿に排泄されるコロナウイルスは少なく、主に便で排泄されるのです。

井上

実はコロナの感染受容体であるＡＣＥ２の遺伝子発現は喉や肺や心臓よりも腸で圧倒的に多いのです。

だから、〝マスクは口よりもお尻にすべき〟というジョークもあります（笑）。

このために多くの場合、トイレを介して感染しているわけです。クルーズ船のトイレの便座をＰＣＲ検査したら、数カ月後でも陽性になりました。

新型コロナは三密でない状態でもモノの表面を介して時差感染するのです。

坂の上　トイレを介して感染しているわけですね。

Section 11

コロナの真実を口にする専門家はＴＶに呼ばれない！

井上　従来のインフルエンザと今回の新型コロナの決定的な違いは、コロナは時差のある感染症であるということです。そのことに専門家や世界は早く気がつくべきです。

坂の上　感染に時差があるとはどういう意味でしょうか。

井上 今日は誰も居ないからと安心してトイレのノブに触ると、昨日以前に付着していたコロナウイルスをもらうことになります。

三密回避も8割削減も〝同じ時間に同じ場所で三密を回避したり8割以下にしましょう〟という〝時間と空間を同一にしたときの対策〟なのです。

ところが、コロナウイルスはモノの表面を介して時差を持って感染するのです。

だから、〝何人以下にしましょう〟などと無意味な対策を一生懸命行っても感染を防げないのです。

坂の上 本当にそうですね。

戦時中にアメリカ軍が大量の兵器で戦っているのに、日本軍は根性論で一生懸命頑張っているのと変わらないですね。

井上 現在の対策は〝竹やりでグラマンを落とせ！〟と叫んでいましたが、今は〝ミサイルで蚊を落とせ！〟と頑張っているようなものですね。

政府の専門家会議の尾見先生はＷＨＯで感染症対策の仕事をされた方

で、ＳＡＲＳのようなウイルスだったら今回も成功したと思います。

しかし、新型コロナはＳＡＲＳよりもはるかに感染に有利な特色を持っています。

それは新型コロナ感染者の8割以上が無症状であり、発症する頃にはウイルスの遺伝子複製作業の大部分が終わっている点です。ＳＡＲＳのときの成功体験が今回の失敗の原因になっていますね。

本来は感染学の専門家がそのような事実を助言する必要がありますが、誰もそのことを指摘していません。

坂の上　たぶん言わせないんだと思います。

井上　怖がらせないと視聴率が取れませんので、安心できることを言う人はメディアに呼ばれません。

坂の上　本当のことを言う人はテレビに出られないのですね。

だから、私もブーだけど、先生もブーですよ（笑）。

結局、出すのは、コロナ怖いよ、死ぬよ、自粛しなきゃダメだよ！と言う自称専門家なんですね。

井上 テレビも商売ですから、視聴率が取れない番組を作ったディレクターはすぐに降ろされますね。

我々の脳は恐怖に対しては無意識的にパッと反応しますが、安心、安全と言ったら誰も注意しません。

実は人類が今日まで生き残ってこられたのは、このような脳のアルゴリズムが進化してきたおかげなのです。

危険なものは無意識的にパッと注目するけれども、安心なものは見ないので商売にならないのです。

メディアはそれを確信犯的にやっているのです。

メディアによると桜の咲く季節に多数の死者が出る予定でしたが、集団免疫のおかげで顕著に抑えられました。

しかし、民間のPCR検査数の増加とともに夏に偽陽性者が増加しました。

実は3月に世界中で拡大した強毒G型株は、最初はごく一部でしたが、今ではそれがメインになっています。感染力の大きいウイルスが集団の中に広がっていきます。

一方、我々も免疫力が強化されるために、かつては強毒株であったウイルスでも次第に発症しなくなります。

実は安倍さんも菅さんも、日本人が早い時期に集団免疫を獲得していたことを研究所から知らされています。

しかし、現在の世論や支持率が低下した状態では、〝スッタモンダしたすべてが空振りだった〟とは口が裂けても言えません。

その代わりに典型的な反自粛政策である〝ＧｏＴｏキャンペーン〟を強固に推進しているのです。〝アクセルとブレーキを同時に踏み込む対策の奇妙さ〟は小学生でもわかるはずです。しかし、メディアで恐怖心を煽られすぎて、得意の〝忖度《そんたく》力〟まで麻痺させてしまったのが日本の現状です。

坂の上　やっぱりマキャベリは正しかったですね。大衆を支配するには、愛や理念よりも恐怖心のほうが即効性があるのですね。

井上　歴史を見ると、常にそういうことが起こっていますね。今回も国民がワクチンに救いを求めている空気もそのひとつですね。

Section 12 ワクチンにはメリットとデメリットがある！

井上 ワクチンは抗体産生や細胞性免疫を活性化して抵抗力を強化します。

驚くべきことに、変異しやすいRNAウイルスの場合は抗体ができることにより細胞内でウイルスが爆発的に増加する抗体依存性感染増強（ADE）という現象が起こり、逆に重症化する可能性があります。風邪なので3日程寝ていたら治るのに、ワクチンを打ったために重症化して死亡する可能性もあります。そのことが18年前のSARSのときにわかりました。

SARSの際にも、今回のようにワクチンが注目されましたが、AD

Eの可能性があることがわかり開発が中断されました。

ＭＥＲＳ、エイズ、Ｃ型肝炎なども、ＡＤＥのためにワクチンが開発されていないＲＮＡウイルスの感染症です。

坂の上　つまり、自分の免疫が自分を攻撃するからワクチンを作れないということでしょうか。

井上　そういうことです。これはＲＮＡウイルスに対するワクチンのアキレス腱なのです。

今回はパンデミックの恐怖感でそのことを忘れ、世界中で１８０種ものワクチンが開発中であり、その中の約30種が臨床治験中です。

坂の上　海外では有名大学の多くが研究してますね。

井上　パニックになると基本を忘れてしまうという典型的な反応が起こっているわけです。

坂の上　お医者さんたちも完全に忘れているように見えますね。

井上　ＡＤＥのことを知っている医者はかなりよく勉強している方で、9割9分の医者は知らないと思います。

しかし、ウイルス学者や免疫学者の多くはこのことを知っています。

坂の上 変異しやすいRNAウイルスの場合は、自分の免疫系で自分を攻撃することがあるということですね。

井上 はい。それがサイトカインストームの重要な原因となります。

坂の上 ということは、エイズと同じような症状だから、ワクチンで抗体を作るのは難しいというふうにならないんでしょうか？

井上 コロナはエイズとはメカニズムが全然別で、コロナの場合は免疫力が異常に反応すると重症化します。エイズの場合は免疫細胞に感染して免疫軍隊を破壊してしまうので、防御反応を起こすことができなくなります。だから、エイズ患者では、体内でカビが生えたり、様々なガンができたりするわけです。

一方、コロナの場合は免疫系が特別な変異株と出会うと暴走する可能性があるのです。エイズとは逆の反応ですね。

坂の上 肺ガンの人とか末期ガンの人を解剖するとカビだらけだと言われますが、あれは完全に免疫が機能してないからでしょうか？

坂の上

変異しやすいＲＮＡウイルスの場合は、自分の免疫系で自分を攻撃することがあるということですね。

井上

はい。それがサイトカインストームの重要な原因となります。
コロナはエイズとはメカニズムが全然別で、コロナの場合は免疫力が異常に反応すると重症化します。エイズの場合は免疫細胞に感染して免疫軍隊を破壊してしまうので、防御反応を起こすことができなくなります。

井上 そのとおりです。抗ガン剤で最初に障害されるのが免疫系なのです。だから、抗ガン剤を使うと様々な感染症を起こしやすくなります。健康な人にはカビはめったに生えませんが、免疫力が落ちると生えてきます。

ＡＤＥという反応が非常に危険だということがＳＡＲＳのときにはっきりわかりました。新型コロナはＳＡＲＳ－ＣｏＶ－２と呼ばれているＳＡＲＳの弟分なので、ワクチン学者や製薬企業は同じことが起こるだろうと予想しています。

Section 13

高価なワクチンの賢い使い方!!

井上 海外ではワクチンで様々な有害事象が報告され始めています。その中には頻度は少ないですが、ベル麻痺などの神経系障害や死亡例も報告されています。

安全性試験を無視して多くの健康人に接種した結果、こんなはずではなかったということにならなければ良いがと思っています。それが今の状況です。

安倍さんは、やめる間際に大量のワクチンを購入されました。世界中でワクチン争奪戦が起こることが予想されていたので、薬害が起こったら日本政府が補償するとの条件で他国と競り合ってアストラゼネカ社のワクチンを買ってくださいました。今回は新興感染症だったので、この判断は医学的に許容され得ることです。

折角、買った高価なワクチンを無駄にするわけにはいきません。そのために、政府はワクチン接種を努力目標にする法案を通過させてしまいました。しかし、それはリスクを高める可能性があり危険です。

安全性が十分検討されていない今回のワクチンは、本当に必要な医療現場や老健施設などの免疫的ニーズの高い場合や国境を越える際に海外から要求される場合など、本当に必要な場合に限定して利用すべきです。

変異速度の速いRNAウイルスなのでSARSやMERSのような新々強毒株が誕生する可能性もあり、そのような緊急時に備えて残りは備蓄に回すべきと考えています。

新型コロナは感染力が高い風邪のウイルスで、日本人は集団免疫を獲得しているためにわざわざワクチンに頼る必要はありません。厚労省の前大臣も「俺は打たんぞ!」と言っておられました。

ロシアは早い時期にスプートニクVというワクチンを開発し、フィリピンに無償供与を決めてドゥテルテ大統領を喜ばせました。しかし、ワクチンはまず自国民のために確保するのが基本です。

なぜプーチンさんが気前よくポンと無償供与を決めたのか? この際にロシアの報道官が〝安全性が確認できてないものを大統領に打つことはあり得ない〟と公式コメントしていました。

坂の上 もしかしたら、フィリピンは実験台にされているんじゃないですか(笑)。

井上 今回は国家レベルの人体実験が世界中で始まっていると言えます。

これがパンデミックの現実なのです。

坂の上　ひどいですねえ。

井上　日本は、既に集団免疫でワクチンを打ったのと同じような免疫状態なのです。

坂の上　はっきり言えば、日本人はワクチンは要らないですね。

井上　特別な医療施設や高齢者施設では必要になるケースもありますが、大半の方には要らないですね。

坂の上　特別な方というのは？

井上　抗ガン剤で治療している方とか、老健施設などで免疫力が低い方をケアするような場合です。これらの方々は本来風邪にも注意すべきで、今回は感染力が一桁高くなったので、これまで以上に注意が必要になります。

そういう方々にはワクチン接種は意味があります。ワクチンもリスクとベネフィットのバランスを考えることが大切ですね。

Section 14

遺伝子ワクチン大量接種元年！

井上 これまでのワクチンは、BCGのように病原体を弱毒化したり、特定のタンパクを分離してアジュバントと一緒に接種して炎症を起こりやすくして免疫を活性化していました。

今回、接種されている多くは遺伝子ワクチンであり、ウイルスのスパイク遺伝子を筋肉に注射し、筋肉細胞でスパイクを作らせて免疫細胞を刺激します。これは遺伝子ワクチンを人体で大量にテストする世界初の実験です。

坂の上 人間の体内にコロナウイルスの遺伝子を打つわけですが、これは具体的にどのような細胞に入れるのですか？

井上 今回のものは、肩の筋肉に接種して筋肉細胞でスパイクタンパク

井上

ヒトの遺伝子は約２万種ほどありますが、その中の約３割ぐらいはウイルス遺伝子に由来しています。残りの多くは細菌の遺伝子の末裔です。つまり、ヒトを含む動物は微生物の遺伝子を用いて進化してきた生き物なのです。様々な微生物の遺伝子を取り込みながらホモサピエンスに進化してきたのです。

坂の上

じゃ、我々ホモサピエンスはみんなウイルスや細菌の遺伝子をゲットして、それを利用しながら生きているわけですね。へえー、知らなかった！

を合成させます。

このスパイクを免疫細胞が認識して攻撃してくれます。そのような仕組みで作用するわけです。

坂の上 要は、模擬DNA、模擬RNAが体内に……。

井上 コロナのスパイク遺伝子がワクチンの主成分です。

これが遺伝子ワクチンの作用機構です。しかし、実際に多くの人でどのようなことが起こるかは、やってみなければわかりません。

坂の上 我々の遺伝子にウイルスの遺伝子が入り込んじゃったら怖いじゃないですか。

井上 ヒトの遺伝子は約2万種ほどありますが、その中の約3割ぐらいはウイルス遺伝子に由来しています。残りの多くは細菌の遺伝子の末裔です。

つまり、ヒトを含む動物は微生物の遺伝子を用いて進化してきた生き物なのです。様々な微生物の遺伝子を取り込みながらホモサピエンスに進化してきたのです。

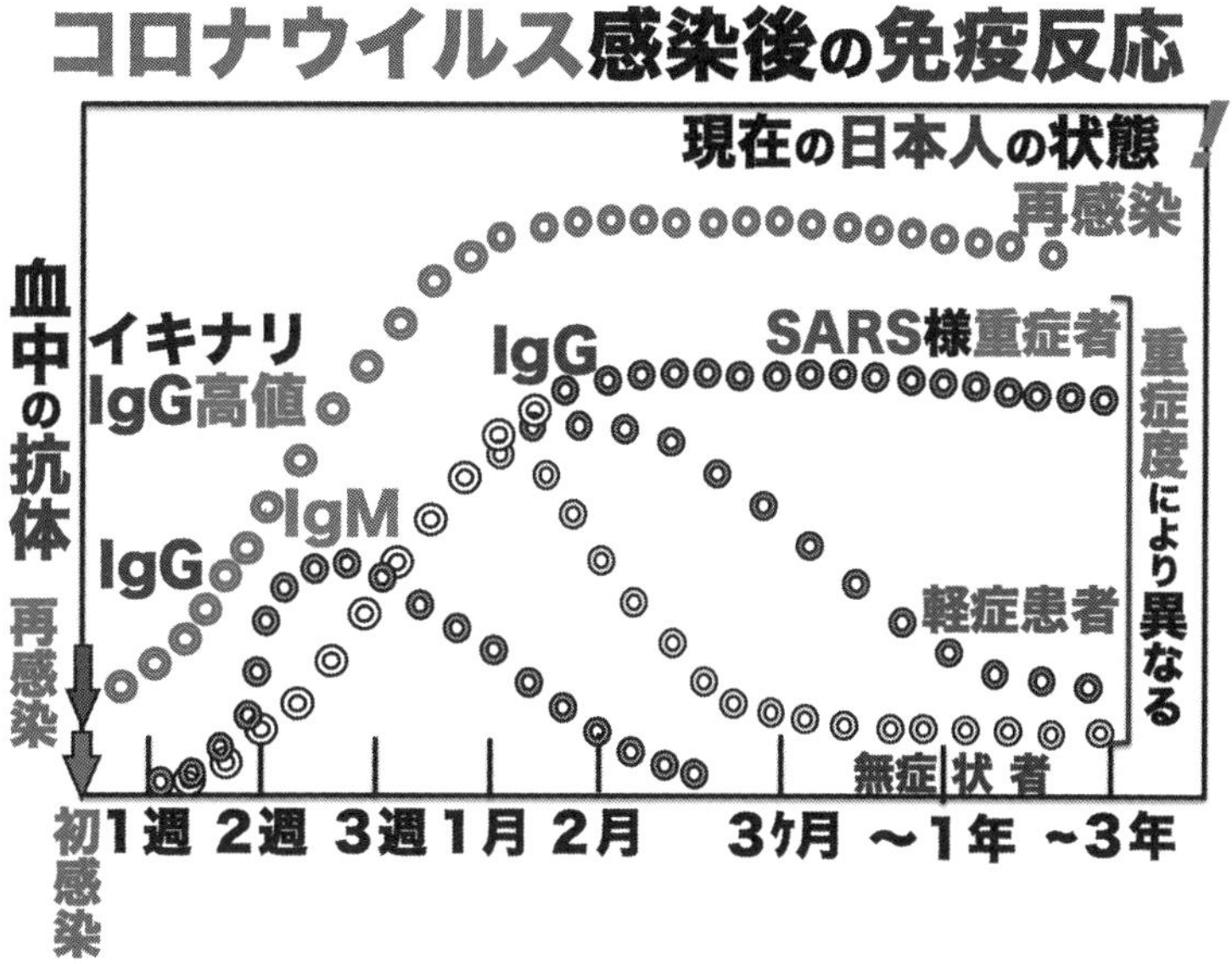

新型コロナ感染後の血中抗体変化

初感染では先ずIgMが一過性に産生され、次いでIgGが産生される。血中のIgG濃度は重症者では長期間維持されるが、無症状～軽症では半減期36日で減少し、半年後には検出限界以下となる。この免疫記憶は保存されており、再感染時には速やかに反応してイキナリIgGを産生する。

日本人の大半がこの既感染パターンを示し、集団免疫が成立している事が証明されている。

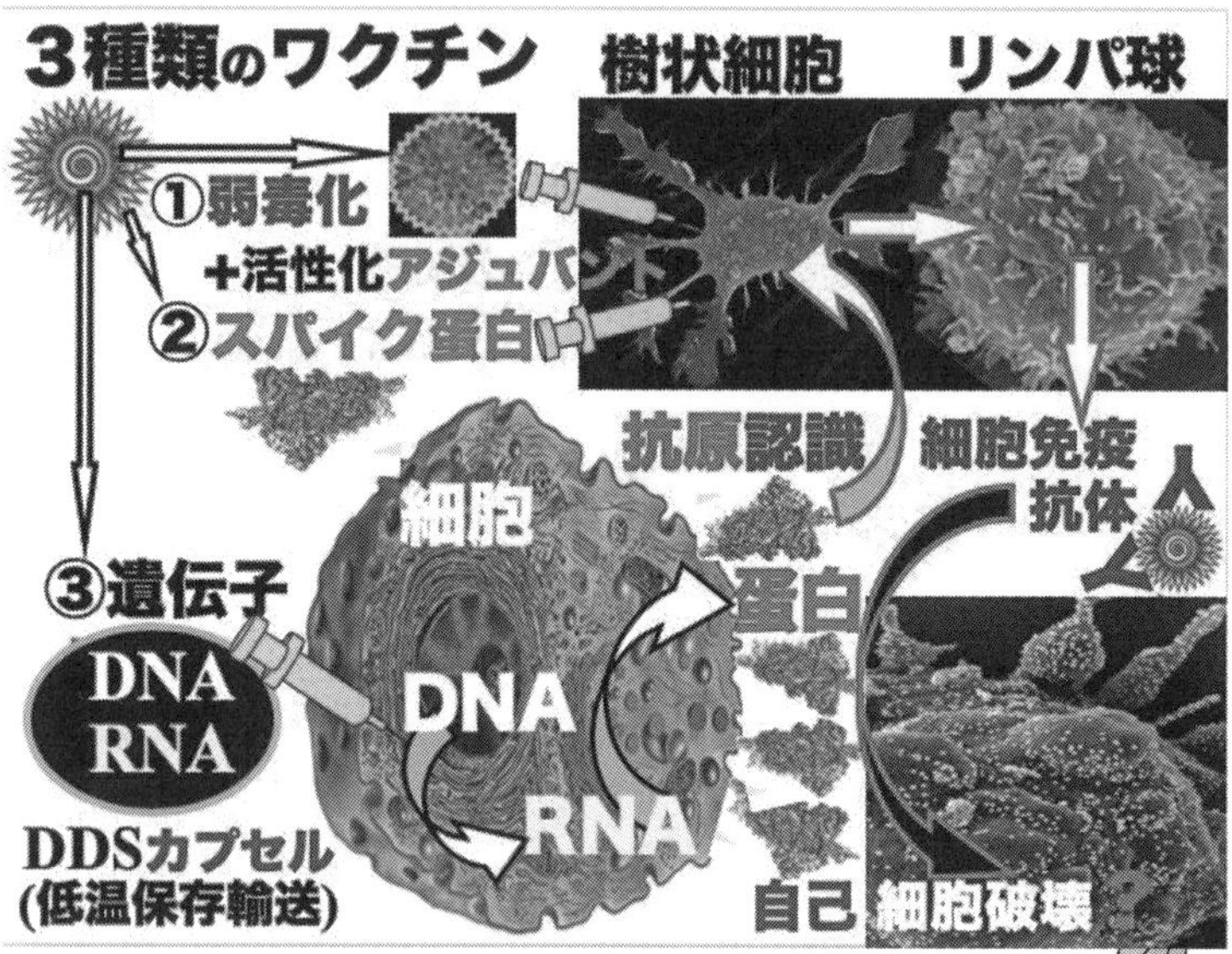

遺伝子ワクチンの作用機構

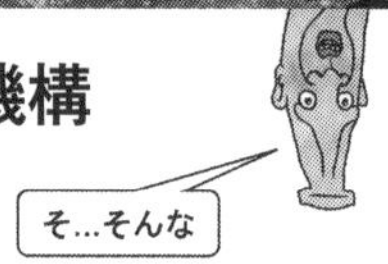

従来のワクチンでは、
①弱毒化や死滅した病原体、あるいは

②スパイク蛋白などを炎症増強剤（アジュバント）と一緒に接種して免疫力を獲得させていた。今回は、

③DNA や mRNA を用いる遺伝子ワクチンが主体であり、体内でスパイク蛋白を産生させて免疫反応を誘起する。多数の健常人に接種するワクチンには極めて高い安全性が要求されるが、今回は世界中でその医学常識が無視されて人体実験的に接種が開始された。人類はやがてその結果を知ることになる。

坂の上　じゃ、我々ホモサピエンスはみんなウイルスや細菌の遺伝子をゲットして、それを利用しながら生きているわけですね。へえー、知らなかった！

井上　例えば、ガン遺伝子やガン抑制遺伝子と呼ばれているものはその代表例ですね。これらの遺伝子により細胞分裂が正常に制御されているのです。

坂の上　じゃ、我々をつくっているのはウイルスだ（笑）。

井上　私に言わせると、「人間も微生物から進化した生命体」ですね。進化生物学的にはそのとおりなのです。

坂の上　じゃ、我々はウイルスの末裔とも言えるのですね。

井上　長い進化の過程でウイルスや細菌の遺伝子を取り込みながら生きてきた生命体ですね。今でもウイルスの遺伝子が細胞に入る可能性があります。三叉神経に常在しているヘルペスウイルスなどはその典型的な例ですね。

坂の上　今回は筋肉細胞なのですね。

井上　スライドの図は筋肉細胞ではありませんが、コロナウイルスが感染した細胞で、表面の粒子はウイルスです。

坂の上　コロナのウイルスは細胞よりもメチャクチャ小さいんですね。

井上　そうです。０・１ミクロン程度で細菌よりもはるかに小さいサイズです。

スパイクという異物が筋肉細胞の表面に露出すると、免疫細胞がそれを見つけて攻撃するわけです。

このような反応が常に起こると、自分の細胞も免疫のターゲットになる可能性があります。

現時点では様々な可能性が考えられますが、これはやってみないとわからないというのが正直なところです。

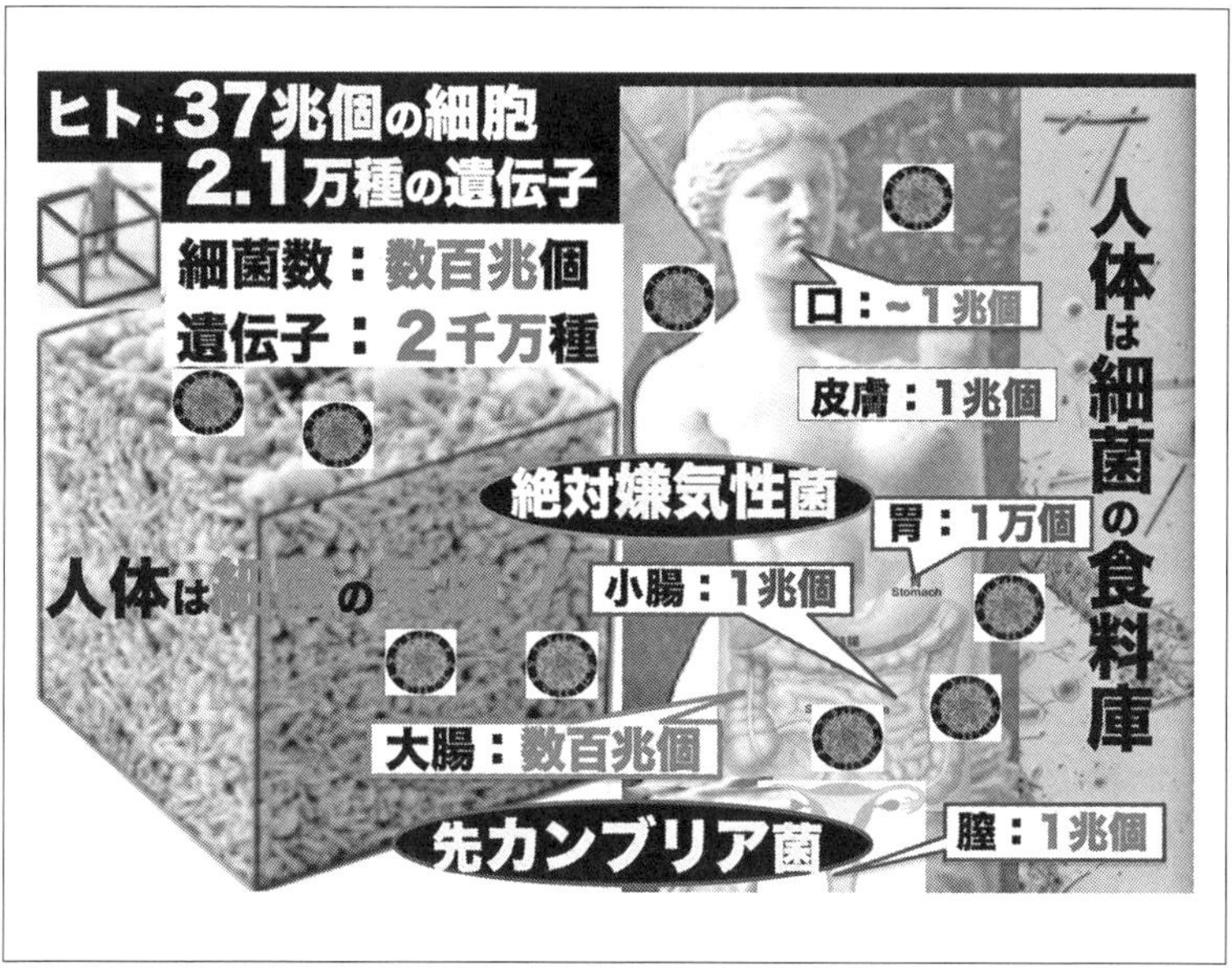
ヒト：37兆個の細胞
2.1万種の遺伝子
細菌数：数百兆個
遺伝子：2千万種
人体は細菌の食料庫
口：~1兆個
皮膚：1兆個
絶対嫌気性菌
胃：1万個
Stomach
小腸：1兆個
大腸：数百兆個
先カンブリア菌
膣：1兆個

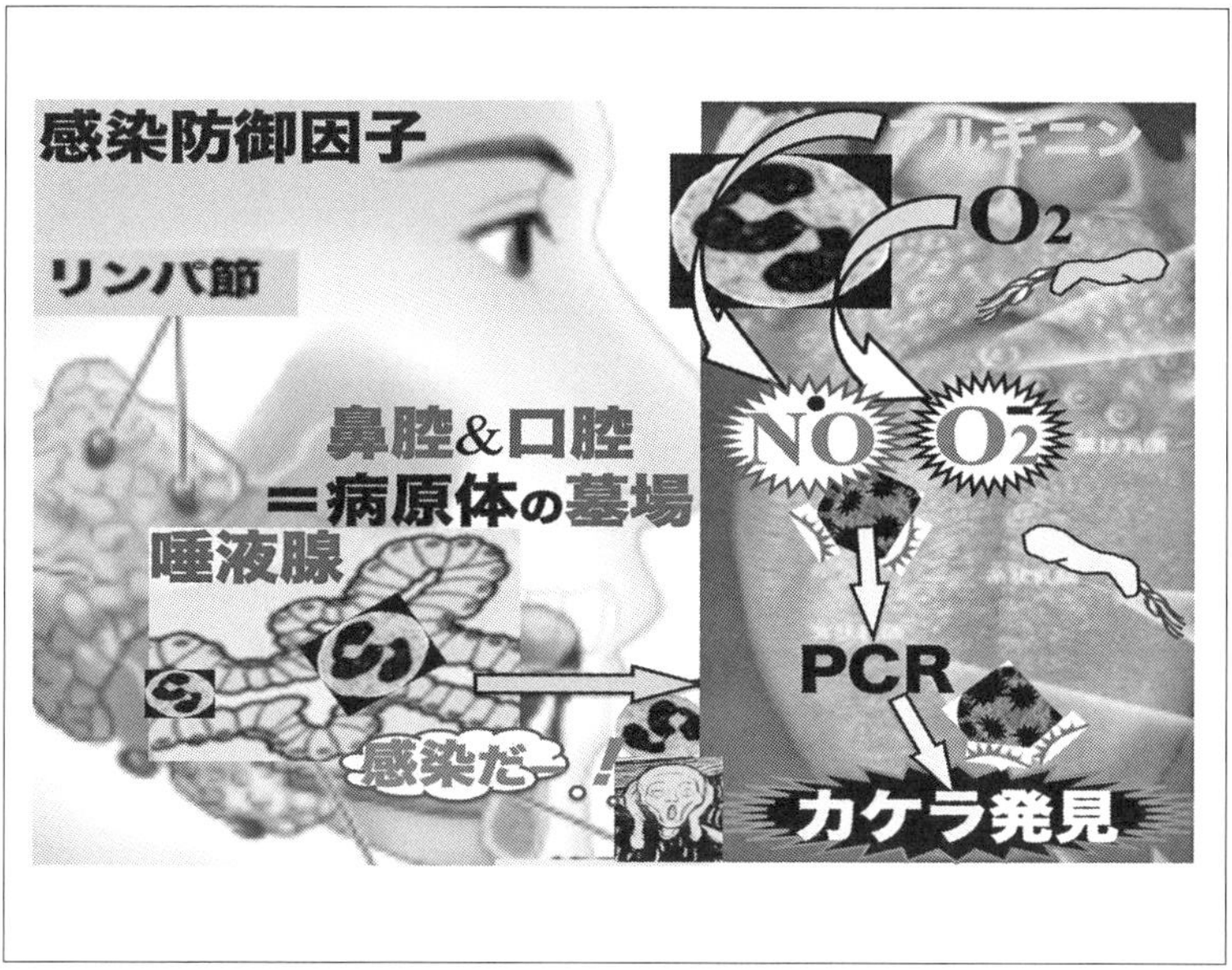
感染防御因子
リンパ節
鼻腔&口腔
＝病原体の墓場
唾液腺
感染だ〜！
O_2
NO
O_2^-
PCR
カケラ発見

Section 15

遺伝子ワクチンのリスクとベネフィット!?

坂の上　先生はサラリと言われますけれども、それはすごいことなんですよね。

ゲノム改変のトマトやお化けのような魚や家畜が出てきていますが、今度はそれを人間でやると……。

井上　家畜に関しては遺伝子ワクチンは既に使われており、人間もそれをパクパク食べています。

坂の上　それはイヤなんですよね。

食べたくないけれども、選べないというところがある。

だから、私ははこぶね組合のNAUコミュニティとかNAUマーケットとかやっているんです。（https://coconau.com）

うちは遺伝子組み換えとかゲノム改変のものは一切使わないのです。

井上　遺伝子組み換え食品をどう考えるかもイエス&ノーですね。

坂の上　私は、そこは完全にノーなんですよ。

井上　これは主義主張も含めて、自分はどう生きるかということで大切ですね。人口が80億人もの人類を飢餓から守るためには、遺伝子技術を利用した食糧計画もあり得ると考えられます。

ただし、リスクとベネフィットのバランスを考えることが大切ですね。ビジネスに引っ張られて重要なことがおろそかになっているのが現代の実情でしょうね。

坂の上　遺伝子組み換えの種子を推進してしまうと、他の動植物が絶滅する可能性がとても高くなってしまいますね。

例えば、ミツバチとか鳥とかが実際に死んでますから、それが我々に良いとはもちろん思えない。

世界の飢餓を救うためには、自然栽培とか、すごい菌とか堆肥とか、日本の古来の技術があるんですよ。

人間の腸内環境をまとめて良くしていくように土壌を改善していく方法があり、それでやれば収量も上がります。

遺伝子組み換えをすると、最初の数年間は作物がよく採れていいかもしれないけれども、その後、強力な農薬をどんどん入れないと採れなくなってしまうということがあるんです。

だから私は、そこはイエス＆ノーじゃなくてノー・ノー・ノーなんです。

井上 私も農業は大変重要と考えており、分をわきまえながら科学技術を正しく利用すべきと考えています。

そういう意味で、〝農業に科学を正しく使う〟ということと、〝コロナを正しく理解する〟ということはまったく同じシチュエーションなのです。

農業に対しても最先端科学の力を慎重に使いながら、人体に調和した食文化を考えていく必要があるでしょうね。

坂の上 はい、わかりました。素晴らしいまとめですね。

Section 16
政府、厚労省は新型コロナをインフルエンザ並みの「5類」に引き下げよ！

井上　実は日本ではインフルエンザで毎年5000～1万人も死んでいるのです。

コロナではこの1年間で7000人が亡くなったと言われていますが、実際にコロナで死んだ確実な人数は2020年6月末までの1000人です。2020年6月末に厚労省が「PCR陽性者は死因のいかんを問わずすべてコロナ死と報告するように」との通達を出し、7月以降は本当の死因が誰にもわからなくなりました。

そういう状況で我々はどのような情報を信じたら良いかわからない情報難民としてスッタモンダしているわけです。

しかし、コロナの被害を冷静に見ると、10歳以下はほとんど問題がなく、働き盛りの多くはＰＣＲ陽性になっても8割以上の方は問題ありません。

私のように70歳を超えたおじいさんは少しリスクが高くなる（笑）。しかし、リスクが高いといっても死亡率は一桁以下です。

これは武漢でもヨーロッパでもすべて同じです。したがって、元気な年寄りには自粛なども不要であり、健康な大人と同様に、手洗い、うがい、鼻の洗浄、トイレの清掃を少し小まめにしながら、毎日粛々と働いて勉強することが大切です。

この4種類の予防法で十分であり、それ以上は過剰反応です。私は毎日名刺サイズの鼻洗浄器を使っています。この中に食塩水を入れて鼻を洗浄すると、インフルエンザやノロウイルスをはじめ、大半の感染症に罹らなくなります。専用の洗浄液がなくなったら、家庭用の食塩9グラム（小さじ1杯）を1リットルのペットボトルで水道水に溶かせば1回1円以下でできます。

しかし、いくら気をつけても、風邪を引くときには引きます。風邪を引いたら3日程安静にする。酷い場合には早めに受診するという当たり前の常識を取り返すことが新型コロナの克服で一番大切なことです。

このように高リスクの高齢者を集中的に守りながら経済を支えることが大切ですね。

もうひとつの重要な緊急課題は、新型コロナが指定感染症2類（1類相当）で運用されているのを5類相当に格下げすることです。エボラ出血熱、ペスト、SARSなどと同じ扱いになっている2類相当1類運用は、そこら中に死体がゴロゴロ転がっているような修羅場に対応するレベルです。

例年1万人近くが死んでいるインフルエンザでも5類なのに、それ以下の死者の新型コロナでこのような対応をしていることは極めて異常で初歩的なミス以外の何ものでもありません。

政府及び厚労省が最も緊急にやるべき課題は、新型コロナをインフルエンザ並みの5類相当以下に格下げすることです。これ以外のことは、何をやってもたいした効果はありません。これは政府や厚労省でなければできない課題です。

実は、安倍前首相から菅首相に引き継がれたＧｏＴｏトラベルは春から秋にかけて行えば安全に集団免疫力を強化する非常に良い方法なのです。

しかし、寒くなると冬型のコロナウイルスが勢いづくので、桜の季節とともに菅さんが頑張って再開されると良いですね。

私はこれまでに政治的なことに関与することなく半世紀以上も研究を楽しませていただきました。私は貧乏学者ですが、執筆料などを寄付して定価を下げていただき『本当はこわくない新型コロナウイルス』（方丈社）を上梓しました。本書とともに全国民に届けて日本と若者の未来を守っていただきたいと願っています。

多くの医学関係者がこんなバカなことを大真面目にやっている現代と現代医学とは一体何なのか？　科学者としての怒りを込めて、帯に「こんなバカな！」という言葉を入れました。しかし、これが現代医学と日本人の実力なのだと忸怩《じくじ》たる思いを噛み締めています。こんなバカげたことに振り回されず、子供や孫たちの現在と未来を食い散らしている自分たちに「正気に帰ろう！」と呼びかける思いで情報発信しています。

坂の上　どうもありがとうございました。

素晴らしいお話でしたね。皆さん、これで新型コロナの真相やＰＣＲ検査の問題点など、いろいろなことが体系的にわかったと思います。

これで前半の部分を終わります。

井上

私は貧乏学者ですが、執筆料などを寄付して定価を下げていただき『本当はこわくない新型コロナウイルス』（方丈社）を上梓しました。本書とともに全国民に届けて日本と若者の未来を守っていただきたいと願っています。

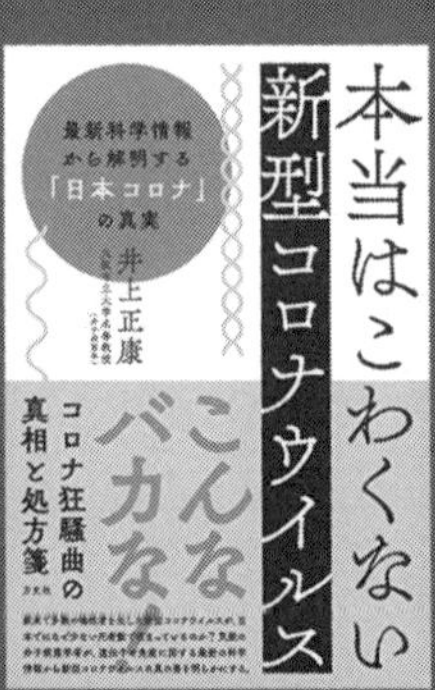

ワクチンを接種する医療従事者、市民、子供のご両親へのメッセージ

日本での新型コロナの実害は欧米や南半球と比べて驚くほど少ないですが、
これは東アジアに生息していた旧型風邪コロナや多数の中国人と共に入国した
新型弱毒コロナに感染して集団免疫が早期に確立されていたお陰です。
現在の日本人は既にワクチンを接種したのと同じ免疫状態です。
ワクチンは感染予防に有効で重要な医薬ですが、無数の健常者に接種するために、
高い有効性と安全性が要求されます。
今回の遺伝子ワクチンは、パンデミックのために安全性を十分検討されておらず、
集団免疫が確立している日本人は
慌てて接種する必要はありません。
コロナの抗体は半年後には検出できなくなるが
免疫記憶は残るので、
毎年接種しないでも良いことを意味しています。
ＲＮＡウイルスには抗体依存性感染増強と呼ばれる
深刻な副反応が知られており、
今回は医療現場などに限定して利用し、
残りは備蓄して強毒株の誕生などに備えるのが
賢い科学的な利用法です。

井上正康

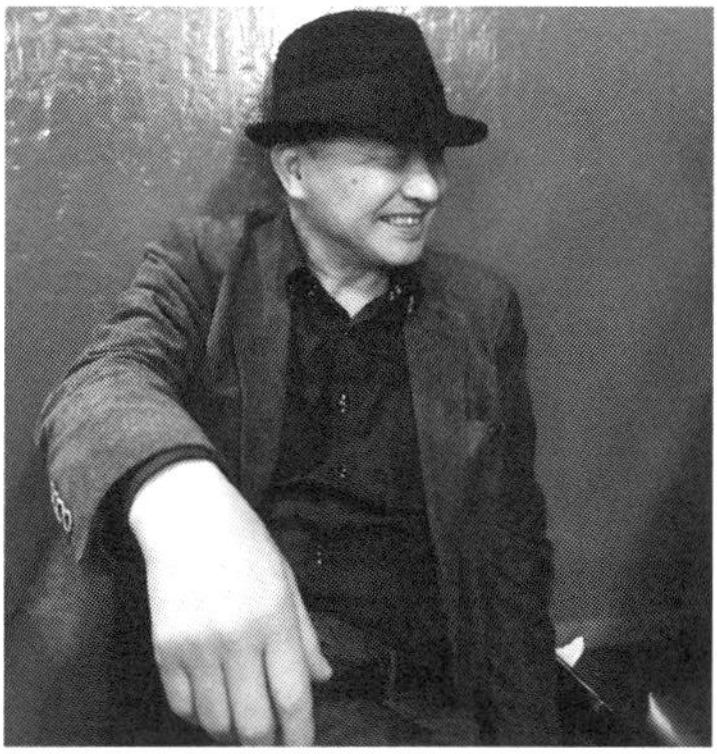

Chapter 2

複眼的視点から！
コロナパンデミックと
生存のリセット

Section 17

ワクチン接種は義務ではないが、強制化に向かう！

坂の上　SARS、MERS、エイズなど、コロナより凶暴な感染症でも、ワクチンができていないウイルスがいます。このようなウイルスにはウイルス除去装置が有効です。

このたび、ウイルス対策に有効な「ウイルスフリーX」のL形噴霧器が開発されました。これは3〜5分でウイルスを99％程度不活性化します。これは防カビや除カビにも有効で、人体に無害で濾過器を傷めずに長く使えます。（巻末広告ページ参照）

井上先生は科学者でお医者さんですから、論文に基づいて事実をお話しなさいます。

私は作家ですが、何でも語っていいということはなく、事実に基づいてお話しします。ここで少し別の観点から、コロナやこれから起こることをお話しさせていただきます。

現在、ワクチン打て打てキャンペーンみたいなことを世界中でやっています。一体全体、どうなっているのか？　私たちはどこへ行こうとしているのか？

有名な女優さん、米国の政府高官たちがみんなの前でワクチンを打って安全性をアピールするというキャンペーンに出ました。

ＥＵでもＤＮＡワクチンの接種が開始されましたが、既に何人か死んでおります。

それがワクチンによるものか否かはわかりませんが、副反応がすぐに出てくる方も結構高率のようです。

先ほど先生が言われたように、感染力が6倍強くなったコロナウイルスを正しく恐れなければならないけれども、基本的には風邪のウイルスなのです。

それなのに遺伝子組み換えワクチンを接種するという人類初の試みで、

未知の分野に足を踏み入れようとしているわけです。まだキチンとした臨床治験もされていないにもかかわらず、もう多くの人への接種が始まっています。

医学分野ではなく政治の分野になりますが、日本は日英FTAや日米FTAを結んでおります。

このためにアメリカやイギリスで開発されたワクチンは、当然日本にも入ってきます。そして外国が接種を義務化する場合は、日本もその方向で動くわけです。

先生、本当のことを言うと、日本では今もワクチンを拒否する権利がありますよね。

井上　もちろんです。今に限らず、いつの時代にもございます。

坂の上　だから、母子手帳に書いてあるからといって、打たないとダメだということはありませんよね。

井上　はい、あくまでもワクチンのリスクとベネフイットのバランスを考えながら、接種するか否かを決めることが基本です。副反応などでワクチンを打つことができない方も多くおられますので、ケース・バイ・ケースで考えていくべきです。全員が接種しなければならないというのは暴論です。

坂の上　私もそう思います。おっしゃるとおりですね。

しかし、どうやら暴論の方向に国全体が動いていこうとしており、大々的なキャンペーンが展開されています。

これは日本だけでなく、世界中がそのような雰囲気になっています。ネタニヤフさんも、不正選挙で闘っているはずのトランプ陣営や反対側のバイデン陣営も、同じように〝ワクチン打て打てキャンペーン〟をやっています。これは一体何だろうと思ってしまいます。

これまでに新型ワクチンが出てきたときに、首相まで打て打てキャンペーンをやったでしょうか？　やってないですよね。新型コロナが初めてのケースだと思います。

この段階で〝うさん臭い！〟と思わなければなりません。何かあるなと。

坂の上

これまでに新型ワクチンが出てきたときに、首相まで打て打てキャンペーンをやったでしょうか？　やってないですよね。新型コロナが初めてのケースだと思います。

この段階で〝うさん臭い！〟と思わなければなりません。何かあるなと。

なぜ、国のトップがわざわざテレビ中継で安全性を訴えないといけないのか？　ワクチンを打つことを推奨して回るキャンペーンに、なぜ首相や大統領がみずから出るのか。

それだけ打たせたいという意志の裏返しなのだろうと思います。

Section 18

世界の状況：日本でワクチンは必要か？

坂の上　イタリアではワクチン接種は市民の権利だから、高齢者だけではなくて国民全体に回しなさいとの論調で、新聞記事が書かれています。そして、とてもかわいいお花のマークのテントがあちこちに張られて、ワクチン接種が開始されました。

ちなみに、イタリアは外に出るときにはマスク義務化になっています。

私はイタリアが好きですけれども、もう絶対にイタリアに行けないことになります（笑）。

このように、ワクチンもほぼ強制接種のような形になってきています。ドイツでは、マスクが義務化されようとしたときに、何百万人もがベルリンでデモをして覆しました。ドイツ人はすごい。次はワクチンです。今回、メルケルさんは議会で涙ながらに「これを最後のクリスマスにしたくないので、皆さん、外でワッフルを食べ、ワインも飲みたいでしょうけれど、今年は家の中に引っ込んで、外食をしないで静かなクリスマスを過ごしてください」とおっしゃっていました。

先生、ああいうのを見て、医師としてではなく個人として、どのように思われますか。

井上　医師としても個人としても、ごくありふれた反応が世界中で起こっているにすぎないと思っています。

実は、ＥＵや南半球ではスペイン風邪並みとまでは言いませんが、新型コロナウイルスのリスクはそれなりに高かったのです。

一方、東アジアや日本では、土着のコロナに対する基礎免疫力に加え、

井上

このようなパンデミックは100年ぶりなのです。

このようなときにちゃんと正気で判断できる人はむしろまれです。多くの方がパニック状態でバランス感覚を失って右往左往するものです。

ホモサピエンスといえどもパンツをはいた猿にすぎません。

新型の弱毒株で早期に集団免疫を獲得していたという非常にラッキーな事実があります。

そういう意味では、東アジアと欧米先進国では異なる対応をすることが重要と思います。

このようなパンデミックは100年ぶりなのです。このようなときにちゃんと正気で判断できる人はむしろまれです。多くの方がパニック状態でバランス感覚を失って右往左往するものです。ホモサピエンスといえどもパンツをはいた猿にすぎません。

坂の上　恐怖を与えると理性が飛んでしまい、科学的論拠も何の意味もないことを一生懸命頑張るとかね。

井上　EUのように大量の死者が出ている場合にはワクチンの恩恵が大きいことは医学的に間違いない事実です。一方、これとは逆に〝ワクチンやマスクなどとんでもない〟という感覚の方もおられます。

そのような対立のある場合、為政者やトップが〝まず自分でやってみせる〟というのがありふれたパフォーマンスですね。

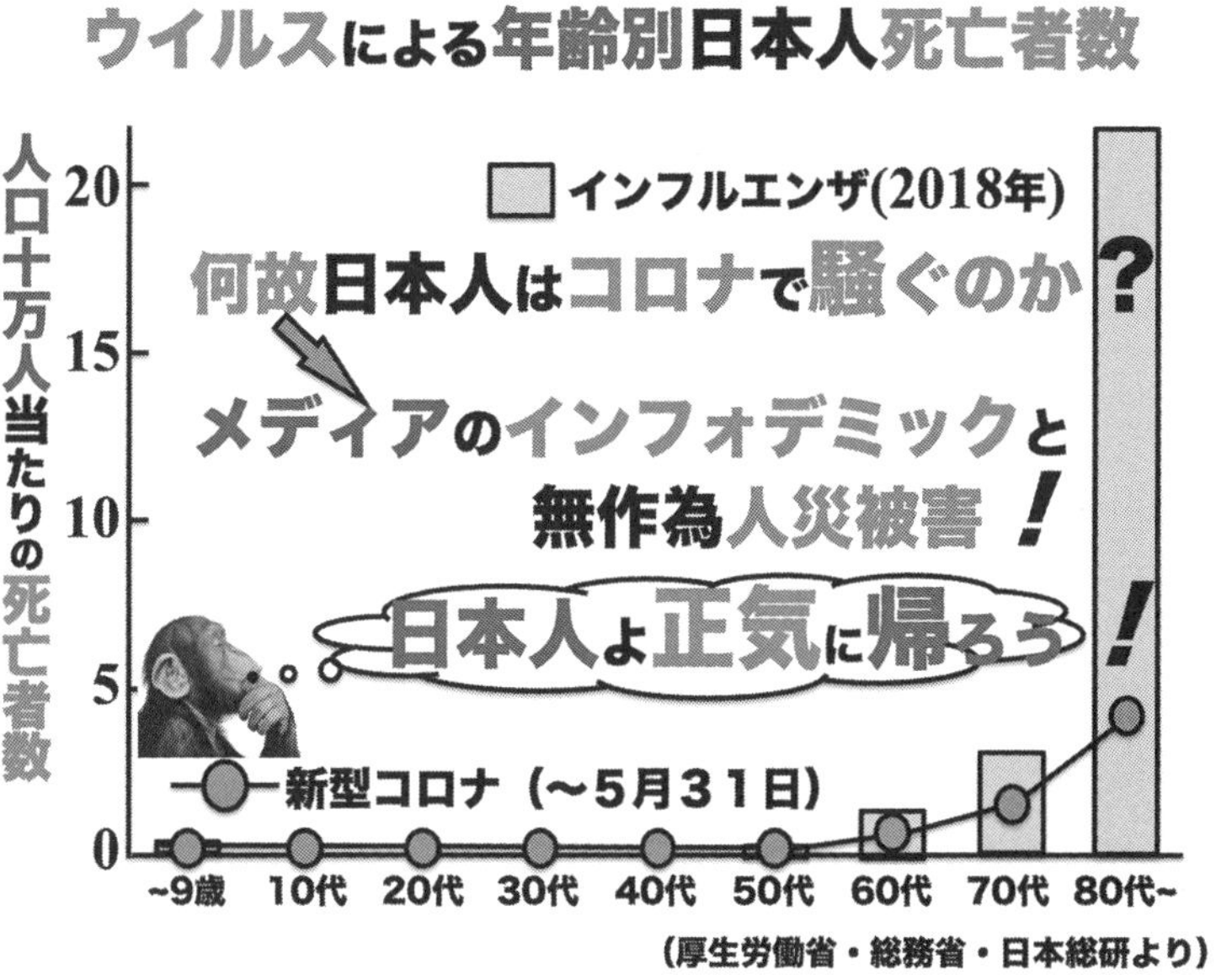

インフルエンザと新型コロナの死者数比較

高齢者は毎年インフルエンザで５千～１万人亡くなっている。新型コロナウイルスでも70～80歳代の高齢者が亡くなったが、その数は遥かに少ない。両者を比較すると病原体としての新型コロナの真の実力が判る。切り取った数字を独り歩きさせるとどの様なストーリーでも書けるので、何事も俯瞰的に観ることが大切である。

今回、スウェーデンが行ったような科学的な医療行政を進めることが非常に大切ですね。

坂の上　スウェーデンも集団免疫を獲得したんですかね。

井上　6月頃にほぼ獲得したことがわかっています。そのために第2波での被害が大変低く抑えられています。ただ、老健施設の方々が多く犠牲になったので、他国や日本からは失敗したと言われています。しかし、長いスパンで見ると世界で唯一科学的にきちんと対応してトータルリスクを抑制できた国がスウェーデンであると考えられます。

坂の上　今、イタリアでは接種推奨になっており、至るところにテントみたいなのを設置してワクチンを接種しているわけですね。

アメリカも接種を開始して、短期間に60数万人も受け、今後はもっと増えていくと思います。

ただ、イタリアでもドイツでも、坂の上のようなことを言う議員も出てきています。

イタリアでは、これは本当の死者数じゃない！　コロナで死んでない人をコロナで死んだことにしている！　ワクチンを強制するためのでっち上げだ！　などと言う医者も出てきています。

井上　これは基本的にＷＨＯと日本政府の指導ミスです。ＷＨＯがコロナを感染症２類と決めており、それを日本政府もそのまま追従しています。ＷＨＯはＥＵや南半球重視ですが、それでも２類相当は過剰対応です。その基準を日本にそのまま適用する事は医学的に間違っています。パンデミックはグローバルな現象ですが、感染症には地域に特化したグローカルな対応も重要なのです。

日本の場合は、早期に集団免疫が確立されたという幸運に救われているので、基本的にはワクチンの必要性は極めて低いですね。

坂の上　みんな抗体ができていて、既にワクチンを打った状態だということですね。

井上

これは基本的にＷＨＯと日本政府の指導ミスです。

ＷＨＯがコロナを感染症２類と決めており、それを日本政府もそのまま追従しています。ＷＨＯはＥＵや南半球重視ですが、それでも２類相当は過剰対応です。その基準を日本にそのまま適用する事は医学的に間違っています。

Section 19
日本は海外での副反応を観察しながら接種できる幸運を利用すべき！

坂の上　しかし、日本政府は国民全員に遺伝子ワクチンを打つことを本気で検討しており、その制度化と複数の法律の改正を同時進行で進めております。

井上　その点は日本の厚労省や専門家たちにも責任がありますね。

科学的にきちんと理解した専門家が厚労省の中でどのくらいの力を持っているか？

彼らは失敗することを嫌うので、自分たちがやったことが間違いだったということを決して認めない体質を持っています。

そういうことを医学的にきちっと言えるような力関係になっていない。

坂の上　私は、薬害エイズ、子宮頸ガンワクチンの頃から、ワクチン反

坂の上

私は、薬害エイズ、子宮頸ガンワクチンの頃から、ワクチン反対運動を９年ぐらいやってきていて、被害者の会の方々を取材し、厚労省にお伺いしたこともあります。

コロナにしてもそうですが、厚労省の部会で審査をする側に製薬会社と繋がりの深い医者が多いらしいと言われています。

対運動を9年ぐらいやってきていて、被害者の会の方々を取材し、厚労省にお伺いしたこともあります。

子宮頸ガンワクチンに限って言えば、被害者の少女たちを全然診察していない医者が部会のメンバーで、その方々があの激しい副反応はワクチンのせいではなく精神的なものであると、非常に苦しい答弁をしています。

しかし、精神的なことでベッドから落ちるぐらいの激しい動きをするのか、記憶が飛んだりバタンと倒れるかは疑問ですね。

私が見てきた被害者の少女たちは、小学校や中学校のときに打ち今では20歳ぐらいになっています。頑張って歩いても10分ぐらいで、自分で歩けなくて車椅子生活です。普通の生活も厳しく、時々、記憶がパーンと飛んでしまうようなこともあります。

重症の方になれば脳に障害が出てくるようで、アルツハイマーの初期症状みたいに記憶力が極めて悪くなって自分の両親がわからないような状態になってしまう。

しかし、それでも精神的なものだということにされてしまっているんですね。

しかし、彼女たちをちゃんと診察した医者はそういうことは言わなくて、これはワクチン接種が理由である可能性も考えます。

だから、脳の神経細胞を壊すような成分がワクチンに入っているんじゃないかと言われるわけです。

コロナにしてもそうですが、厚労省の部会で審査をする側に製薬会社と繋がりの深い医者が多いらしいと言われています。

井上　ワクチン接種の副反応としては、頻度は低いですがベル麻痺やギランバレー症候群と呼ばれる神経系の副反応は昔から知られています。
安倍さんが最初に6000万人分の大量買い付けをしたアストラゼネカ社のワクチンの治験では、2020年6月に横断性脊髄炎という神経障害が副反応として観察され、一時的に治験が中断されていました。子宮頸ガンワクチンでも、ギランバレー症候群などの症状が出たことが知られています。

身体には脳と免疫系が同じサイトカインを共有して機能する〝脳免疫統合系〟というメカニズムがあります。この点の解明もワクチン開発における残された重要課題です。

このような事実から、免疫反応で神経症状が生じる理由もわかります。学問的には重要な課題であり、多くの専門家が未だ知らない問題です。

現在の最先端科学技術を用いてワクチンの副反応のメカニズムと回避法を明らかにすることが、今後のワクチン行政に不可欠な課題です。

坂の上　今回のスッタモンダの延長線上で、これから観察されるワクチンの副反応を調べることが大切なのですね？

井上　そうですね。海外では2020年末から大量接種が始まっているので、これから副反応が沢山報告されてくると思います。

ワクチンは何億人もの健常者に接種するので、わずかなリスクでも多くの人々に副反応が出ますので安全性試験は大変重要です。

今回は日本人には慌てて接種する必要はなく、海外での副反応を観察しながら冷静に対応できる幸運があります。そのような科学的解析をしながら、日本におけるワクチン接種の可否を考えれば良いですね。

坂の上　日本人は欧米の接種結果を静観していましょうということですね（笑）。

井上　今回、日本人は早期の集団免疫という幸運に恵まれましたが、この幸運がいつまでも続く保証はありません。欧米ではるかにリスクが高かったので、彼らのワクチン接種への期待は大きい。しかし、慌てたツケは必ず回ってきます。

今回、日本は両者を科学的に観察しながら対応できる幸運な立場にあります。これらのことを冷静に考えながら、遺伝子ワクチンの可能性と危険性を科学的に理解して対応することが重要です。

坂の上　確かにそうですね。

だから、我々日本人は、焦って打たないでちょっと静観しようと。坂の上個人の意見は「打つな！」ですけどね（笑）。

井上　多くの医師や免疫学の専門家たちは「当分は自分や家族には打たない」と明言している。初めての試みなので誰も正確な答えを知らない

井上

今回、日本人は早期の集団免疫という幸運に恵まれましたが、この幸運がいつまでも続く保証はありません。欧米でははるかにリスクが高かったので、彼らのワクチン接種への期待は大きい。しかし、慌てたツケは必ず回ってきます。

からです。

海外では既に接種し始めていますので、必ずその結果が出ます。日本人はその結果を観察しながら冷静に判断するのが大切ですね。

海外の方々には申しわけないけれども、日本人は極めて幸運な立場にあることを大切にしたいですね。


坂の上　そういうことですけれども、日本政府がやっている政策は欧米の政策と同じなわけですね。

厚労省も安全性は不明としながらワクチン接種を急ぐために、キチンと治験せずに異例に早く認可するということで、アメリカやイギリスで開発されたワクチンが２０２１年早々に日本に入ってきます。

ワクチンは国内でも東大、京大、東京医科大、阪大アンジェス、第一三共製薬、塩野義製薬などで研究されています。国産ワクチンも海外と同様に多くが遺伝子ワクチンです。日本政府は日本の大手製薬メーカーを含めて海外の製薬メーカーにも出資してワクチンを開発をしている状況です。

これは私の意見ではなく、日経新聞の記事です。その見出しだけ読みますと、「新型コロナワクチン、米モデルナが94％有効確認」。94％というのはどういう検証をしたのかわからないですけどね。

日本政府はワクチンを全国民に打つための制度化を進めていると多くの新聞が報道しています。

Section 20
パンデミックは ワクチン政策のベストチャンス！

坂の上　それはワクチン問題に限ったことではないですね。これから出てくる政府や日銀などが発行する電子マネーとも直結してきます。デジタルワクチン証明書なるものをＩＴ企業と連動してやっていこうとしています。
これは冗談ではなく、マイクロチップの開発も完了しております。これも私の意見ではなくて新聞記事になっています。

ＩＢＭと日立が0・05ミリのマイクロチップの開発に成功しました。これを人体に入れることによって、我々のバイオ情報やワクチン接種情報などをチェック可能になります。ここからは私の推測ですが、マイナンバーやソーシャルセキュリティナンバーなどの個人情報を特定できるＩＤナンバーとひもづけるのではないかと思っています。

その人がいつどこでワクチンを打ったかだけでなく、どこに住んで、どの銀行に口座があり、どういう職業や家族構成なのかなどの個人情報がわかってしまうことになります。

それだけではありません。

ビル＆メリンダ・ゲイツ財団はこういうところにも巨額を出資しています。

このような状況に対して、日本では3万8000人、ベルリンでは400万人もの人がデモに参加しました。

なぜ、400万人もの人が立ち上がったのか？　記事によるとマスク反対とのことですが、ワクチンを強制的に打たれる法案に反対しているわけです。それに対してドイツ政府は、寒空の下で放水したりしていました。

日本だけは穏やかな感じなのですが、世界では激しいデモが起こっています。

アメリカでもイタリアでもイギリスでも、数十万人規模のデモが起こっており、ドイツの規模が特に大きいですね。

デモの大きな理由は、ワクチンを打ちたくないだけでなく、そのときにチップを体内に埋め込まれたくないということがあるからです。

多くの西洋人は小さいときから聖書の教育を受けています。日曜日には教会に行って牧師の話を聞いたりする文化があります。

マイクロチップを体内に入れることは、「ヨハネの黙示録」に書かれている666の獣の印に該当すると思われ、あれだけ激しい政府との対立になるわけです。これから内乱になっていく可能性もあります。

彼らは単に安全か否かというレベルではなく、信仰上、絶対にワクチンを打たないのです。６６６を入れたら神は救わないと言っているので打たない。

　ヨーロッパでもアメリカでも多くの人はクリスチャンであり、そういう方々が自分の生命を懸けて拒否しているわけです。だから、あれだけのデモになるのです。

　彼らは日本人と違っておとなしくないから、イヤならハッキリイヤだと言います。

　イヤなのにみんながやっているから仕方なくやるという協調性はないので、強制的に義務化してしまわない限りやりません。そのために、マスク義務化法案やワクチン義務化法案などをどんどん出してくる。

　ドイツは見事に却下しましたが、イギリスでもイタリアでも法案が通ってしまいました。

　フランスはマスクだけ通っていますが、ワクチンもおそらく通るでしょう。

　今、フランスでは、マスクをしないと外出できない状態です。

だから、私はヨーロッパはどこにも行けません（笑）。マスク強制の次はワクチンになるわけです。どうしましょうね。

井上　昔も大きなパンデミックがあり、多くの方が亡くなっていますね。それがいつの間にか自然に普通の毎年の風邪になっています。インフルエンザもそうですね。

新型インフルエンザが出たときに、アビガンが備蓄されましたね。あのときも同じような問題がありましたが、いつの間にか通常のインフルエンザになり、毎年の行事になってしまいました。

今回の新型コロナウイルスも、やがては我々の日常生活の中に定着してしまいます。

その時々に様々な問題で大騒ぎしますが、正気に帰ったときには、〝喉元を過ぎて多くを忘れ〟ますね。

そのような忘却の連続が今を平穏に生きている人間の日常を支えてきました。現代はその様子がリアルタイムで見える時代になってきただけです。

Section 21

ワクチンと5Gの二人三脚？

坂の上　今回はマスコミがいかにウソつきかということも、皆さんおわかりになったと思います。

これは私の持論で医学的見解ではありませんが、どう考えても新型コロナはそれほどたいしたものではなく、騒動化させて最終的にワクチンを打たせるところに帰着させたいという意図が見えるのです。

それはワクチンだけにとどまりません。５Ｇもセットになってやってきます。

この辺のことを掘り下げていくと時間が足りませんので割愛します。

これはわかりきったことで、５Ｇを禁止しているところもあり、平和な日常生活には４Ｇで十分です。

５Ｇは強力な電磁波で、長い映画をわずか3秒で送ることができます。確かに便利ですが、今でも十分便利なのです。これ以上便利にならなくても良いから電磁波が強くないところに住みたいという声は、全部シャットアウトされています。

実際に、５Ｇとか強い電磁波の近くにある保育園の園児で、ツーッと鼻血が出てくることも確認されています。

井上　そのような現象は科学として医学的に議論できる状況ではないので、私としては何とも言えません。科学は両刃の剣なので、行き着くところまで行ってしまう可能性があります。それがパンツをはいた猿の宿命でもありますが、ヒトも進化しますので、そのことに期待したいですね。

坂の上　おっしゃるとおりですね。

Section 22

ワクチンとチップのセット

坂の上　ワクチンに関して言いますと、これはコロナだけでは終わらないですね。

これは坂の上の見解ですが、今回はワクチンを打たせる目的でコロナ騒動が起こされている可能性もあります。

だから、もしコロナ騒動が収まったら、ワクチンをみんなが打つまで、次のウイルスを人工的に作ってばらまく可能性が高いです。

これからの人間はワクチンを拒否する側としない側に完璧に分かれていくと思います。そして拒否する人はかなり少数になってくるかもしれません。

最悪、〝コロナに罹ったから何だ！　ちょっと寝ていればいいじゃな

坂の上

ワクチンに関して言いますと、これはコロナだけでは終わらないですね。

これは坂の上の見解ですが、今回はワクチンを打たせる目的でコロナ騒動が起こされている可能性もあります。

いか〞というのが私の持論なんです。

しかし、DNAワクチンを打つことによる被害は未知数です。何が起こるかわからないし、打ってしまったら打つ前に戻ることはできないのです。いったん体内に入れたチップをデトックスするのは難しいのです。

坂の上は何を根拠にチップを入れられると言っているのかと言う人が結構います。こういうことは新聞には載りません。ダボス会議で決まったことです。

みんなにマスクをさせることも、デイビッド・ロックフェラーが生きているときに、ダボス会議で話し合われました。そこで決まったことが、アジェンダとして実行されているということです。

ワクチンデジタル証明というのが、ようやく新聞にも載るようになりました。

JALとANAですが、「コロナ陰性『デジタル証明書』で入国手続き円滑化」。ハァー？　やめてくれよと思います。

不便でいい、円滑化しなくていいですから、私たちは打ちたくないんです。

打ちたくない人は飛行機に乗っちゃいけないんですかということなんです。

たとえ強制じゃなくても、ワクチンを拒否した人は、このように受けられる社会的サービスが縮小されるとか、本来だったら普通に受けられたはずのサービスをお金を払っても受けられないとか、かなり不便で不利益になってきます。

船で頑張って海外に行ったとして、入国拒否される可能性もあります。

現在では、オーストラリアのカンタス航空はワクチンを接種してない人は乗せない方針で、ＪＡＬもＡＮＡもそれに続いたわけです。これは集団ヒステリーかなと私は思っています。

Section 23

『天使になった大統領』はトランプ出現の予言!?

坂の上　私が真実を啓蒙するというか、警鐘を鳴らす活動を始めたのはかなり前からで、ベンジャミン・フルフォードさんが出てくるずっと前だったんですね。

その頃から、将来、政府は食に毒を盛ってくると言っていました。その頃はそれがワクチンだとは思わず、お金もなくなる、銀行もなくなる、電子マネーなるものができて、政府がペットのように人体にチップを埋め込んでくるだろうと思っていました。直感的にそう思ったのです。

そのときに『天使になった大統領』という小説を書きました。1～4巻まで出しており、続いて5～8巻まで出す予定です。今思うと、この小説の主人公のニコルソンさんが、何となくトランプさんとかぶるのです。是非、読んでみてください。

現実がそこに書かれてあるとおりに進んでいるのでびっくりしますよ。

9・11が起こるずっと前です。

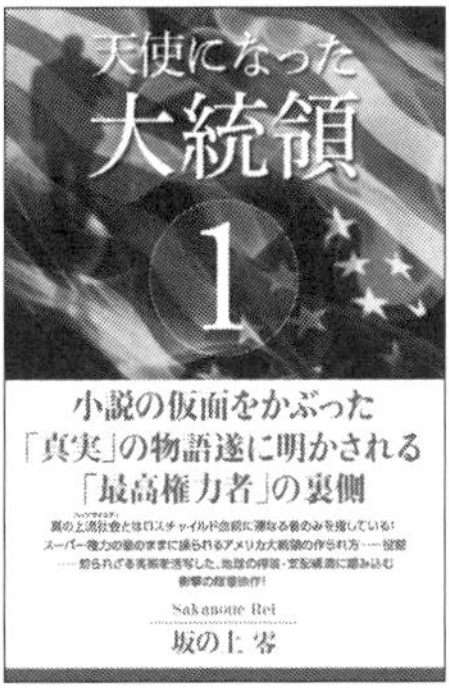

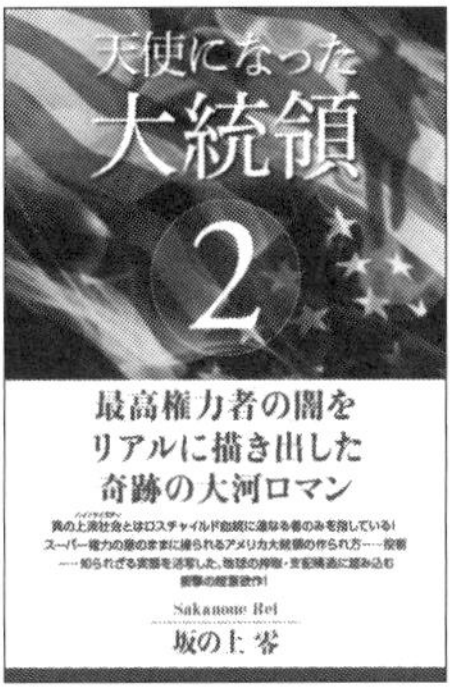

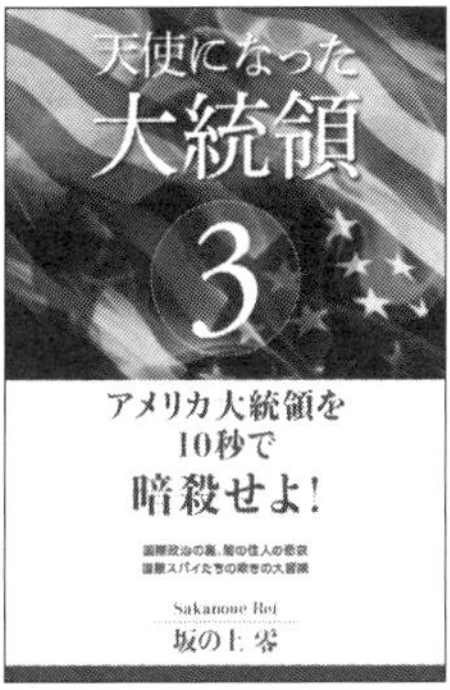

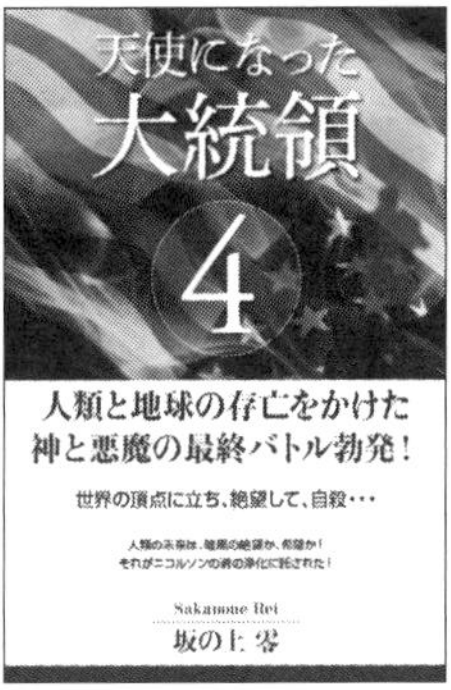

9・11とは書いていませんが、アメリカが対立構造をつくり、アメリカの正義で世界の民主化を推し進めるために、イスラム圏を悪にして敵対構造をつくる形で世界のアメリカ化を進め、ニューワールドオーダー（世界の新秩序）をアメリカが率先してつくっていく。

日本はATMで脅しまくられ、カネを貢ぐ国という感じの立ち位置で終わるような小説です。

井上　おもしろいシナリオですね。

坂の上　私は発明家で、アメリカでもいろいろ特許を出しているので、特許にそこそこ詳しいのです。特許番号「US2020168761１4」は、コロナワクチンと思われるワクチンのメソッドであり、2015年に特許化されています。

このときに既にCOVID－19という言葉が使われています。

ちなみに、小泉純一郎さんが郵政民営化をぶち上げたかのように見えていますが、実はその十何年も前からイギリスの金融街で日本の郵政省を潰して株式会社化し、そのお金を巻き上げるという計画があったこと

坂の上

「US2020168761114」は、コロナワクチンと思われるワクチンのメソッドであり、2015年に特許化されています。

このときに既にCOVID－19という言葉が使われています。

を私は知っています。

その資料も見ており、そこにはちゃんと「ＫＡＮＰＯ」と書かれていました。初めから簡保のカネを狙って郵政省を解体しようとしたのです。

これらはすべて、アメリカよりもロンドンで決まっていることなんですね。

実行部隊はＣＩＡで、脅す部隊は米軍だったりしますが、実際の指令はロンドンから来ています。

こんなことを知ってしまったので、普通の人生を送れなくなってしまったのです。

だから私は、この方々がつくったすべての金融システムを使わない、新しい経済と金融の仕組みとマネーをつくることが地球を救うことになると思い、ある市場に特化した新しいマネーや新しい銀行システムを発明して世界特許を取ることにしました。

このような発想になったのは、すべてそういうことを知ってしまったからです。

坂の上
「US2020168761l4」の後に出てきたのが「WO2020060606」という特許です。よくもまあこんな番号を並べるわと思いますけれども、これはナノ化したチップでワクチンのデジタル証明書をつくるというもので、新聞にも載りました。

郵政民営化は小泉さんがやったかのように見えますが、あれは全部台本があって、彼はその役を演じただけです。たぶんものすごい金額をもらっていると思います。

でも、日本から横領したお金をキックバックさせただけだから、結局日本のお金の間接横領になるわけです。

残念ながら、それが日本の首相の仕事なんですね。ですから、日本が早く独立国にならないといけませんが、日米ＦＴＡや日英ＦＴＡなど幾重にもＦＴＡを結んでしまい、ＴＰＰもやってしまってがんじがらめです。

坂の上　我々は生き延びないといけないので、ＮＡＵコミュニティをつくって、食、水、マネー、医療、エネルギー、教育など、必要なものを全部自分たちで賄っていく。

別に日本から独立するわけではないですよ。政府が潰れてもどういうことになっても、自分たちで生きていけるようにしておかなければいけません。

坂の上

ビル・ゲイツさんも会議に参加していて、今までワクチンの開発に非常に積極的に投資してきて、既に特許も出されていたわけですね。

そして、世界中、異例な早さでワクチンを許可し、その確保に走っています。

一番大事なのは食とマネーとエネルギーです。「US20200168761114」の後に出てきたのが「WO2020060606」という特許です。よくもまあこんな番号を並べるわと思いますけれど、これはナノ化したチップでワクチンのデジタル証明書をつくるというもので、新聞にも載りました。

予防接種法が改正されてコロナワクチンが無料接種になりました。ワクチン手帳までは決まっていますが、まだデジタル証明には至っていません。デジタルワクチン証明手帳になっていく一歩前と考えてください。

今、グーグルとアップルで感染者を追跡するITシステムを共同開発中ですが、チップを入れないと感染者を追えないので、ナノ化したチップを入れる前提で開発が行われています。

このアプリケーションは、おそらく政府単位か企業単位でやることになり、チップを埋め込むことが前提になってくると思います。

ちなみに、厚労省は「新型コロナウイルスのPCR陽性者で入院中や療養中に亡くなった方については、厳密な死因を問わず『死亡者数』として全数を報告するようお願いいたします」と医療機関に通達しています。

つまり、コロナ以外で死んでもコロナで死んだことにしてくださいということですね。

そして、愛知県が一番高かったと思いますが、コロナと診断されたら一人当たり結構な金額が出るんですね。

そのために、ワクチンを打ちましょうという世の中になってくると思います。「アジェンダ21」で、世界の人口を5億人以下にすることが決められています。

このときにデイビッド・ロックフェラーが全人民にマスクをさせると決めたことが会議の議事録にも残っています。

それでマスクの義務化など、この会議で決まったとおりに進んでいます。

ビル・ゲイツさんも会議に参加していて、今までワクチンの開発に非

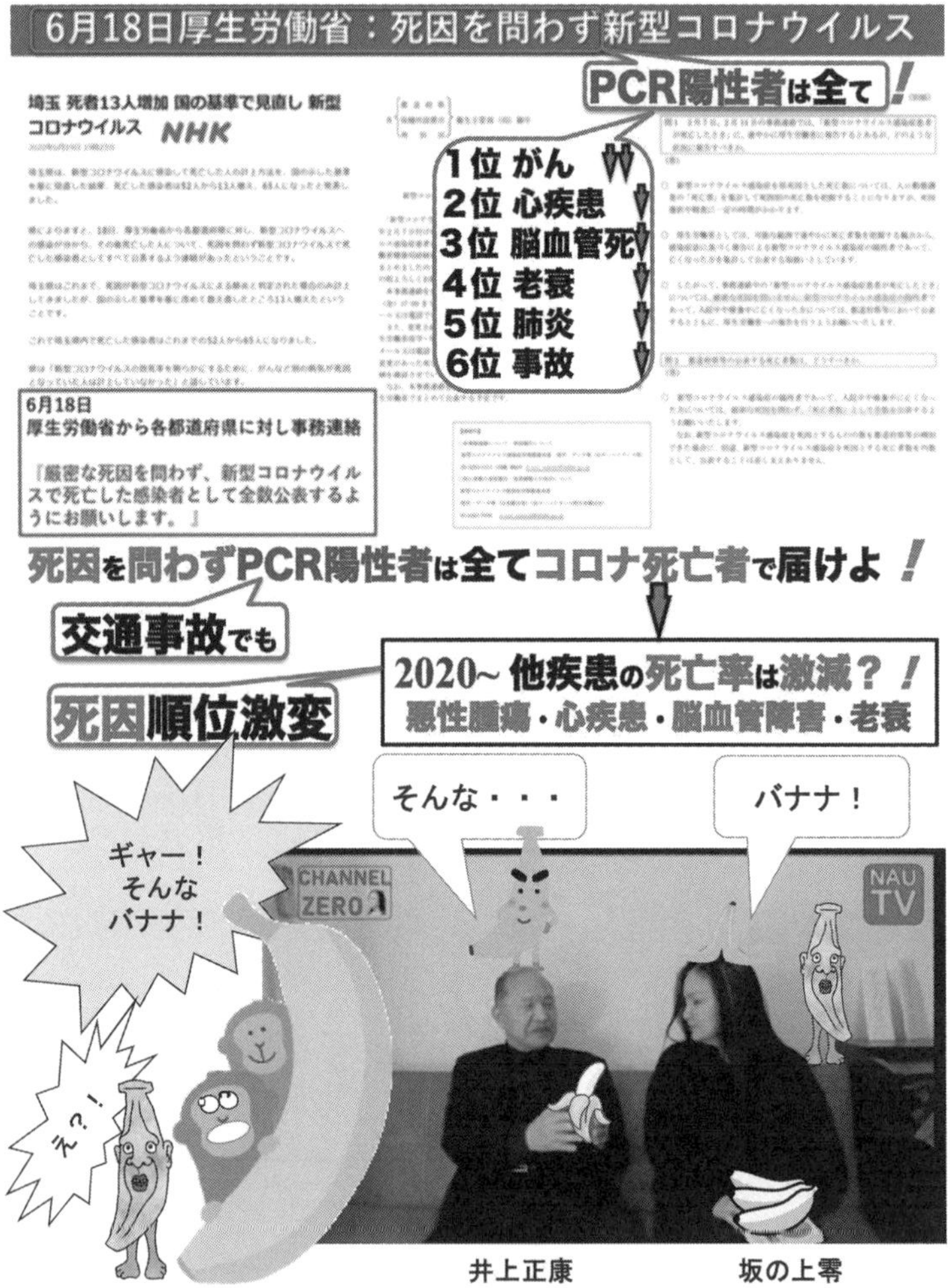
6月18日厚生労働省：死因を問わず新型コロナウイルス
PCR陽性者は全て！
埼玉 死者13人増加 国の基準で見直し 新型コロナウイルス NHK
1位 がん
2位 心疾患
3位 脳血管死
4位 老衰
5位 肺炎
6位 事故
6月18日
厚生労働省から各都道府県に対し事務連絡
『厳密な死因を問わず、新型コロナウイルスで死亡した感染者として全数公表するようにお願いします。』
死因を問わずPCR陽性者は全てコロナ死亡者で届けよ！
交通事故でも
死因順位激変
2020~ 他疾患の死亡率は激減？！
悪性腫瘍・心疾患・脳血管障害・老衰
ギャー！そんなバナナ！
そんな・・・
バナナ！
え？！
CHANNEL ZERO
NAU TV
井上正康
坂の上零

常に積極的に投資しており、既に特許も出されていたわけですね。
そして、世界中が異常な早さでワクチンを許可し、その確保に走っています。確保しているんだから、もちろん打ちましょうということになるわけですね。

井上　私は新型コロナに関する医学論文を基に医学者として責任を持てる範囲で情報発信することを自分の責務と考えています。零さんの5Gやチップのお話は私の守備範囲外なのでコメントいたしません。

Section 24
遺伝子ワクチンの歴史的背景

坂の上　井上先生はコロナワクチンをどのようにお考えですか？

井上　今回のワクチンは主に遺伝子ワクチンですので、これに関して説明させていただきます。

遺伝子ワクチンはオウム真理教の炭疽菌テロ未遂、および米国の9・11テロでNYのツインタワーに飛行機が突っ込んだ後に炭疽菌のバイオテロが起こった事件と関係しています。

実は、これらのバイオテロを契機に米国のペンタゴンが生物兵器として遺伝子ワクチンの開発をスタートさせました。卵で培養する従来型のワクチンでは戦時下で臨機応変に対応できないが、遺伝子ワクチンであればどんな病原体に対してでも1カ月程度で開発可能なのです。

その重要性に世界が気づき、欧米、ロシア、中国などで軍需物質として開発されてきました。しかし、これまでにヒトでの有効性や安全性を表立ってテストすることはありませんでした。

今回はパンデミックになったので遺伝子ワクチンをテストするベストチャンスが来たという状況なのです。グローバル社会ではスペイン風邪のような感染症が起こる可能性が高く、それに備えるために遺伝子ワクチンが重要と考えられています。

現在の新型コロナは日本人にとってはリスクが低いのでワクチンの必

本書は、あなたと、あなたの愛する人の命を
守るために出版された本です。
コロナウイルスを恐れるなと言っているのではありません。
コロナウイルス予防のために、
科学的根拠が極めて乏しい状況で、
遺伝子ワクチン製剤を接種することが
本当に必要でしょうか？　と問題提起しています。
コロナの遺伝子ワクチンの効果や副反応はまだ不明です。
私は、私自身にも我が子にも、
このワクチンは絶対に打たせません。
ワクチンよりもウイルスに強い身体づくりが大切です。
健康な体を作るには、自然循環農法による抗酸化力の強い食材を豊富に摂取したり、
身体を動かすライフスタイルの工夫が大切です。
このようなことを少し心がければ、コロナに罹りにくく、
罹っても軽症で済ますことができます。
ワクチンを打つ前に、本書を読んで愛する人を守ってください。
守りたい人に、本書をプレゼントしてあげてください。

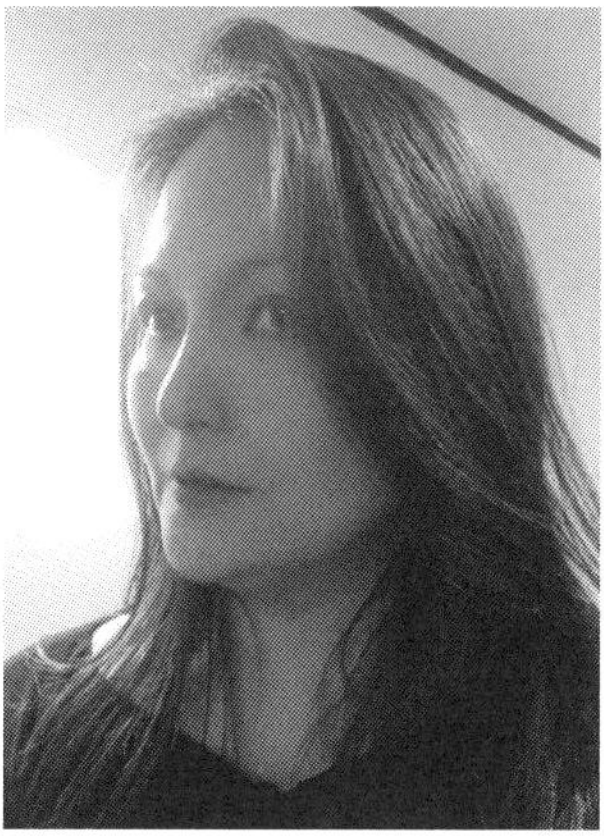

坂の上零

要性は極めて低いと考えています。しかし、変異しやすいウイルスなので新たに強毒な変異株が生じる可能性はあります。そのようなときには遺伝子ワクチンが重要な医薬になります。

先ほど零さんがおっしゃったようなチップなどの問題は不明ですが、遺伝子ワクチンは重要な医薬であることは間違いありません。

坂の上　先生、大変なことになっているのですね!!

井上　医学的に考えると遺伝子ワクチンに関しては時代のニーズが高いですね。しかし、今回は医学的に冷静に考えて利用することが大切です。

Section 25

世界の政治家の多くは製薬会社から巨額のお金を貰っている!?

坂の上　ワクチンとＰＣＲ検査はボロ儲けできることは誰でもわかります。重要な点は、ワクチンは健康な人にも打てるので国民全員が市場対象となることです。

しかも、政府が税金で買うので取りっぱぐれのない巨大なビジネス利権なのです。

そのために現在、ＩＴ企業と製薬会社の株が異常に上がっており、コロナ長者をたくさん生んでいます。

株を買えと言っているのではないですよ。買わないでくださいね。（笑）

ワクチンに関しては、コロナに限らず、ほぼすべての国会議員が反対しません。どれだけ副反応や被害が出ても、それを国会で追及することはないでしょう。

なぜかというと、大臣クラスは当たり前ですが、対立する党の多くも製薬会社から巨額のお金を貰っているからです。だから一言も言わないのです。

三原じゅん子厚生労働副大臣、舛添元厚生労働大臣、公明党の松あきら議員が日本に子宮頸ガンワクチンを導入しました。

自分が子宮頸ガンで辛い思いをしたから同じ思いをさせたくないということでした。しかし、被害者からすればガンになったほうがましだったという意見があります。

ガンなら治る可能性もあるけれど、子宮頸ガンワクチンの酷い副反応によって健康な人生を取り戻すことができない、ワクチンを打つ前に戻りたいと多くの方が口をそろえて言われています。

三原じゅん子さんは、副大臣になるまですべての面会を拒否して逃げてきました。本当に逃げ続けました。しかし、副大臣として被害者と会わなければならない立場になり初めて面会するようになりました。

しかし、厚労省は裁判係争中で被害者救済に至ってない子宮頸ガンワクチンの接種を再開し、今度は男子にも打とうとしています。

お金で政治家が動くので、選挙を何回やっても変わりません。それだから、新しい国づくりをしたいと思っています。今に始まったことではありませんが、日本政府はずっとアメリカの言いなりで奴隷状態です。

アメリカが実行部隊ですが、本当の指令はロンドンから出ています。

坂の上

お金で政治家が動くので、選挙を何回やっても変わりません。それだから、新しい国づくりをしたいと思っています。今に始まったことではありませんが、日本政府はずっとアメリカの言いなりで奴隷状態です。

アメリカが実行部隊ですが、本当の指令はロンドンから出ています。つまり、英国銀行を自分の庭に置くロスチャイルドです（笑）。

つまり、英国銀行を自分の庭に置くロスチャイルドです（笑）。もうどうしようもないですね。自分の銀行で一生懸命お金を刷っていますから。

厚生労働省は「新型コロナウイルス感染症はウイルス性の風邪の一種です」と、本当のこともちゃんと言っています。そして「ワクチンの安全性や有効性は不明です」とも国会答弁しています。しかし、ワクチンは積極的に推奨するのだそうです。今までアメリカでもワクチンが自閉症などの精神疾患の原因になっていると訴えた医師たちがいましたが、多くは帰らぬ人となっています。ジョギング中に亡くなることが多いらしく、あまり外で走らないほうがいいですね（笑）。

Section 26

全人類にワクチンを打つＷＨＯの計画！

坂の上　いずれにしても、全世界の人にワクチンを打つ計画のようです。

これを実行するのがＷＨＯの役割です。

しかし、ＷＨＯも一枚岩ではなく、ワクチンやマスクに関してかなり懐疑的でまともな意見を言っている人たちもいます。

新型コロナのワクチン接種による副反応の報告はまだ多くはありません。ワクチン接種後に通常の日常生活を送ることができないほどの影響が出た数が２０２０年12月14日までに６７９人中３人、12月15日に６０９０人中50人でした。

先生、この数字は高いですか？

井上　健常人に接種した際の数としては多いですね。何億人にも接種することになりますので、この割合で副反応が出ると大変ですね。

坂の上　安全性試験をちゃんとやってないから、こういうことになると思うのです。

井上　海外ではパンデミックの非常事態なので、十分な安全性テストをせずに緊急使用しています。しかし、どのようなワクチンでも最終的には健常人でテストする必要があります。

坂の上

新型コロナのワクチン接種による副反応の報告はまだ多くはありません。ワクチン接種後に通常の日常生活を送ることができないほどの影響が出た数が2020年12月14日までに679人中３人、12月15日に6090人中50人でした。
先生、この数字は高いですか？

井上

健常人に接種した際の数としては多いですね。何億人にも接種することになりますので、この割合で副反応が出ると大変ですね。

日本はパンデミックの中でも非常にリスクが低いので、慌てて接種する必要性はどこにもありません。

現在、世界中でワクチン争奪戦になっています。今回は日本人の素晴らしい美徳とされている「おもてなしモード」で最後までワクチンの順番を海外の必要な方に譲るのが良いでしょうね（笑）。

坂の上　そうですね。どうぞお先にみたいな感じですかね。

私は絶対に打ちません。打ちたくないから、頑張ってビレッジや新しいマネーをつくり、自然栽培でリトル国家をつくろうと思っています。いくら選挙をやっても変わらず、お金で動かされる政治家たちに辟易したので、新しい国をつくりたいのです。

この国を本当に救いたければ、本来の素晴らしく美しかった日本社会を自分たちでつくるしかないのです。別に上九一色村（当時、オウム真理教施設のあった村）をつくるわけじゃないですよ。

井上　里山資本主義ではないけど、限定された地域ではそういうことも可能だと思います。しかし、国全体としてやろうというのは大変難しいですね。

坂の上　私は今の状況は狂っているとしか思えません。国や世界全体が狂っているので、その中でどれだけ正論を訴えてもどうにもなりません。ある意味、戦時中と一緒ですね。

先の大戦でも「欲しがりません、勝つまでは」などと、日本国民に正しい情報が与えられてなかったですね。

初めは勝っていたけれど、途中から負け始め、戦闘が国の本土に移る段階になるまで、日本は勝っている、勝っていると、ずっとウソをついていました。朝日新聞がそれを筆頭でやっていたわけです。

国民は本当に耐えに耐えていたので、まさか負けていると言えなかったのでしょうね。今回のコロナ騒動もそうですが、本当に大事な情報は与えられませんね。間違ったことが堂々と通る世の中になってしまったと思います。

Section 27

ワクチンか電子マネーからチップに行き着く!?

坂の上　井上先生、「世にも奇妙な物語」というタモリさんのテレビ番組を観たことがありますか。あれ、気持ち悪いじゃないですか。

井上　私は観たことはありません。本来、魑魅魍魎《ちみもうりょう》の世の中には奇妙なことが多いものです。

坂の上　今の世の中は、資本主義もダメだった、共産主義もダメだった、民主主義も衆愚政治になってしまった。どう考えても、今の文明が続くわけがなく、地球環境も危険な状態です。

おそらく近い将来に厳しい食糧難が来ると思われます。そしてもう少しすると金融がリセットされます。お金を持っていても、そのお金を使えなくなるかもしれません。新札に替えたり政府の電子マネーに替えると、財産を没収される可能性もあります。

私は電子マネーからチップを入れてくると思います。いずれにせよチップに行き着くと思います。それが彼らが一番したいことなのです。

その主な目的は皆さんをコンピューターで徹底的に監視して一元管理することです。

金融とＩＴのセットで電子マネーにしてしまえば、政府に逆らった人をピッとクリックすればお金も使えなくなります。

銀行口座だったら自分に所有権があるけれど、政府に所有権が移ってしまいます。

財務省がやっているから信頼できると言う人もいますが、私はそれこそ怖いと思います。

だから、新しい世界をつくるしかないのです。生きていける最低限のものを自分たちで用意する。

Section 28 食糧と農業の未来を切り拓く！

坂の上　日本はオーストラリアとアメリカから小麦を大量に輸入していますが、２０２０年はオーストラリアが輸出をほぼストップしました。

２０１９年から、ものすごい火事で国土の多くが焼け、コアラやカンガルーをはじめとする野生動物も10億匹ぐらい死んでしまいました。自分たちが食べられなくなれば他国には輸出しません。

このようなことがこれから世界中で起こってくるのです。我が国の食料自給率はわずか38％です。しかも、ＴＰＰにより日本の農家がどんどん潰れていっています。

農水省のデータでは日本の食料自給率はやがて14％を切ると言われています。

さらに、日米FTAで牛肉などがほぼノーチェックで入ってきています。遺伝子組み換え飼料を食べて女性ホルモンを打った牛です。今、北海道の酪農家は大変な状態になっています。日本の農家もどんどんやっていけなくなり、このままでは何％残るかわからない状況です。

現在、農水省を潰して経産省の下につけようとしています。つまり、これから日本の農業も工業製品を作るようになる可能性が高いわけです。土をちゃんと耕して野菜を作るのでなく、太陽も土もない立体駐車場みたいなところでレタスやキャベツやトマトを作るのです。見た目はきれいで栄養価も表示してありますが、その多くは土からのものではありません。

これから宅地と同じ税金が農地にかかることになってくるそうです。そうなれば、農家は農地をどんどん放棄することになると思います。それを大企業が買って大型の農業をやり、ドローンで農薬をまくようなことが増えたら、本当に大変な世界になってしまいます。

日本の子供たちに明るい未来とまともな食糧を残してあげられません。

そんなものばかり食べていたら、病気になりかねません。日本の大地を微生物たっぷりの健全な状態に戻すことが大切です。

Section 29
微生物と腸内フローラ、地球生命圏の仕組み！

坂の上　私たちは自然栽培をやっていますが、土壌微生物の状態と腸内フローラの状態の類似性について、井上先生は医学的にどのように考えておられますか？

井上　土壌微生物は酸素のない地中の世界に住んでおり、地底5000メートルまで大量に存在する地球最大のバイオマスです。これは将来の食糧として大変有望な生命体です。

地底のマグマで水が分解されて水素が生じ、炭酸ガス、硫酸、硝酸などを利用しながら微生物が無酸素呼吸しています。

坂の上

私たちは自然栽培をやっていますが、土壌微生物の状態と腸内フローラの状態の類似性について、井上先生は医学的にどのように考えておられますか？

井上

土壌微生物は酸素のない地中の世界に住んでおり、地底5000メートルまで大量に存在する地球最大のバイオマスです。これは将来の食糧として大変有望な生命体です。

我々は酸素で呼吸していますが、生命が誕生した太古は無酸素世界で、硫酸や硝酸を使う呼吸系が主流だったのです。

生物が太陽光と出会い、光合成で炭酸ガスを取り込んで酸素を発生する仕組みが誕生しました。

実は、皆さんの口からお尻までに太古の地球の歴史が詰まっています。腸内は酸素がない先カンブリア紀の環境であり、そこに生息している腸内細菌の99％は酸素に触れると死んでしまいます。太古の微生物が我々の消化管の中に住み着いて生きているわけです。

坂の上　先カンブリア紀の微生物が、今も我々の腸内にいるのですか？

井上　そうです。彼らが我々のルーツでもあります。我々は脳が私たちの意識を制御しているすごい臓器だと思っています。

実はミミズとかゴカイにはいわゆる脳がありません。竹輪みたいな管になっていて、その中に先カンブリア紀の微生物が大量に住んでいます。

セロトニンという神経伝達物質はうつ病や元気と関係がありますが、脳で作られているのは約2％で、95％以上は腸内細菌で作られています。

井上

実は、皆さんの口からお尻までに太古の地球の歴史が詰まっています。腸内は酸素がない先カンブリア紀の環境であり、そこに生息している腸内細菌の99％は酸素に触れると死んでしまいます。太古の微生物が我々の消化管の中に住み着いて生きているわけです。

便の匂い物質はインドールやスカトールというアミノ酸の代謝産物ですが、腸内のサルモネラ菌ではこの匂い分子により100種類もの遺伝子が制御されています。

彼らには便臭分子はシャネルの5番以上の必須物質なのです（笑）。

坂の上　だから、昔から動物や人間の糞尿で堆肥を作っていたのですね。

井上　腸内細菌などの微生物社会は、このような代謝産物を用いてお互いに会話しているのです。

インドール、スカトールというのはセロトニンの仲間であり、トリプトファンと呼ばれるアミノ酸から産生されます。その他、GABA、アドレナリン、カテコールアミンなど様々な神経伝達物質を産生する酵素の遺伝子はすべて太古の腸内細菌に由来しています。

それを腸の細胞が貰いながらミミズなどが進化しました。彼らは一方の側に目と鼻と耳と口を作り、顔を進化させたのです。だから、顔や唇は腸がめくれ返った臓器なのです。

坂の上　そうなんですか。顔は腸の裏側なんだ。

井上　そうです。それを更に効率化するために、脳が一番最後にできました。腸は第2の脳と言われていますが、それは大ウソです。実は、脳が一番最後にできた新参者なのです。

酸素があってはいけない太古の土壌微生物が植物界をつくり、同じく酸素があっては生きられない腸内細菌が動物界を創生したのです。

そして植物界と動物界が炭酸ガスと酸素を交換しながら地球全体が呼吸する超生命体が誕生したのです。

坂の上　パーフェクトな自然のハーモニー（調和）で、すべて循環してますね。

井上　そのような世界の中で我々は相互に繫がって生きているもろいスーパー生命体なのです。

現代の生命科学は植物界と動物界を相互に依存するスーパー生命体と考えています。

坂の上　おっしゃるとおりですね。

大地を汚さない、大地の微生物を取り戻して体内に入れる、その糞尿が堆肥になって土に返っていくという循環サイクルが重要だということですね。

井上　江戸時代にはそのサイクルが自然に回っていたので、江戸は世界最大の最先端都市だったのです。

このような素晴らしい日本の歴史がありますが、世界は一方向にしか進みません。昔を取り戻すノスタルジックな目標は非常に難しいですね。

坂の上　最先端科学を利用して独自のマネーを持ちながら、古き良き社会を取り戻したいとの思いではこぶね組合NAUコミュニティをつくっているのです。

井上　古い時代が果たして今よりも良い時代だったか否かは検証が必要ですね。

坂の上　良き時代だったかどうかはわかりませんが、食という観点で持続可能な地球環境や社会をつくっていくには、これ以上自然破壊をしてはダメだと思います。

自然をこれ以上汚すと、私たちも病気になってしまいます。だから、農薬や化学物質や除草剤をできるだけ使わないような農業に変えていきたいのです。そして微生物が豊かな日本の大地を取り戻したいと思っています。

Section 30

世界人口80億人、これをどうするのか⁉

井上　産業革命は実はエネルギー革命でもあったのです。筋肉の1馬力で生活していたのが、産業革命を契機に、石炭、石油、原子力でパワーアップしました。

坂の上　今は宇宙まで行けますものね。

井上　これは元へは戻れません。

坂の上　最大のリスクは、世界人口が80億人もあることです。そこは確かにそうですね。

これ以上増えると食べられなくなりますね。

井上　人口もエネルギーで支えられているので、産業革命時代に寿命も人口も変曲点（シンギュラリティ）を迎えています。今世紀は新しいシンギュラリティに直面している時代です。

なぜ、ビル・ゲイツが〝人口を5億人までに下げなければいけない〟と言ったのか？　彼は現在の80億の人口が最大の害であるという発想を持っているのでしょうね。

坂の上　放置すれば10年以内に１００億人を超します。

地球は１００億人の胃袋は満たせないから、大幅に人口削減するしかないと言っているのですね。

井上　その縮小のための主な外圧が感染症なのです。

坂の上　そうですね。だから頑張ってそれを広げているわけですね。

井上　彼が広げているか否かはわかりませんが、いつの時代も生物にとって最大の天敵は病原体なのです。

人間の身体は栄養分の塊であり、常に彼らに狙われる宿命にあります。

井上

なぜ、ビル・ゲイツが〝人口を５億人までに下げなければいけない〟と言ったのか？　彼は現在の80億の人口が最大の害であるという発想を持っているのでしょうね。

だから、彼らより少し速く走り続けるための武器が免疫力なのです。

そのような仕組みで、ワクチン問題やコロナと免疫などが同じ宇宙の中で繋がっているのです。

我々が生きていくためには免疫の多様性を広げなければなりません。しかし、一番効率の良い増殖法は大腸菌のような生き方です。

彼らはエサがあれば、2、4、8倍というふうに倍々ゲームで増え、数週間で地球サイズの数になります。しかし、彼らを殺すウイルスが1匹出てくると、一瞬にして全滅するわけです。

そこで、丸い細胞、四角い細胞、へちゃむくれの細胞などと多様性があることにより、丸や四角が絶滅してもへちゃむくれの細胞は生き残って生命が継承されます。これが免疫の多様性の意味です。

すべての抗体は遺伝子で作られるので、免疫の多様性を広げるには遺伝子の多様性を広げる戦略が必要になります。

坂の上　遺伝子が抗体を作るのですか？

井上　もちろんです。

坂の上　遺伝子以外は作らないのですか？

井上　はい。

坂の上　だから旧型ワクチンも卵に入れていたのですか？

井上　それは別の話ですね。卵はウイルスの培養器であり、その中でウイルスが増えてくれます。遺伝子がなければタンパク質ができません。抗体はタンパク質でできたミサイルなのです。

免疫の守備範囲を広げることが動物の生存能力と関係しています。そのための最も重要な戦略がセックスであり、これにより動物やヒトは遺伝的多様性を拡大してきました。セックスも感染症対策として進化してきた生存戦略なのです。これにより免疫のレパートリーを拡大して病原菌に対する抵抗力を広げてきたのです。

ミス・ワールドやミス・ユニバースが南米の3Cと呼ばれるチリ、コスタリカ、コロンビアに多い理由にも免疫的遺伝子戦略が関係しています。大航海時代にヨーロッパ民族が帆かけ舟で世界中を略奪して回りました。その時代に流れ着いた南米には遺伝的に遠い民族が住んでおり、

井上

免疫の守備範囲を広げることが動物の生存能力と関係しています。そのための最も重要な戦略がセックスであり、これにより動物やヒトは遺伝的多様性を拡大してきました。セックスも感染症対策として進化してきた生存戦略なのです。

そこで生まれた混血児たちは免疫的多様性を拡大するチャンスを手にしました。この免疫的多様性が病原菌に対する抵抗力となり、生存能力を強化しています。その生存能力の高さを美しいと思う脳のアルゴリズムが進化し、美人の無意識的基準になっています。日本でも別嬪《べっぴん》さんや美人タレントの多くがハーフである事実は、そのことを反映しています。美しいことは生存能力の視覚的情報なのです。これも感染症対策としての免疫情報なのです。

坂の上　そうなんですか。そこに行くんですか。（笑）

井上　その対極が近親相姦や近親婚であり、劣勢遺伝子が集積して遺伝病などでお家断絶になります。

坂の上　確かに大奥などであれだけ側室がいてもY染色体は守れないということですね。

井上　Y染色体は男系であり、側室からは来ないのです。

Section 31
遺伝子治療の未来！

坂の上　今、遺伝子の話が出ました。農業に遺伝子組み換えを用いることに対する私の見解は先ほど述べました。

医学でも遺伝子治療がかなり進んでいると聞いています。遺伝子治療はいつ頃にどのようになるのでしょうか？　我が国の内閣府がムーンショット計画なるものをつくっており、そこにはＡＩと人体が合体するというふうに書いてあるそうです。そこまで行くとわけのわからない世界になりますね。

私は松本零士さんの『銀河鉄道999』に出てくる機械人間を思い浮かべてしまいます。ＡＩと人間の遺伝子操作で長寿や健康を手に入れるムーンショット計画や遺伝子治療はこれからどのようになるのですか？

井上　遺伝子治療がメディアでにぎやかに騒がれるようになってから50年近くなりますが、治療法に関する限り、その進歩は驚くほど少なく、多くは研究費獲得のためのアドバルーンのようなものですね（笑）。

坂の上　そうでしょう。そう思いますね。

井上　大学でも巨額の予算を使って遺伝子治療を研究してきましたが、その大半は使い物になりませんね。ガンの遺伝子治療などもよく新聞に載りますが、実際に使えるものはほとんどありません。

坂の上　遺伝子ワクチンも遺伝子医療の一環ですよね。

井上　もちろんそうです。

例えば、ｉＰＳ研究では毎年多額の予算が使われていますが、その臨床的恩恵は意外に少ないですね。生命科学哲学としては重要ですが、実利的なコスパは極めて低いですね。

メディアが宣伝する遺伝子治療も使い物になるものは極めて少ないのが現実です。

坂の上　じゃ、ちゃんと実用化されてないということですね。

井上　そうですね。我々の人体は極めて複雑であり、頭で考えたようにはいかないことが多いですね。

坂の上　遺伝子の配列をいじくり回したことによって起こる弊害を考えたら、やはり遺伝子はいじくらないほうがいいだろうという結論にならないのですか？

井上　未知であるが故に知りたいと思うのが科学者の動機であり、人間のサガですね。

坂の上　知りたい気持ちはわかりますけれども、あんまりそこに入ると神の世界に行ってしまいますね。

　私は神はいると思っており、創造主が宇宙をつくり、地球をつくり、生命をつくったと考えています。神は完璧なる調和を創造してくれているじゃないですか。それを科学がわざわざ壊してはいけないと思いますね。

井上　完璧な調和の素晴らしい作品と思われているホモサピエンスが我々のようなでき損ないなのです（笑）。

坂の上

遺伝子の配列をいじくり回したことによって起こる弊害を考えたら、やはり遺伝子はいじくらないほうがいいだろうという結論にならないのですか？

井上

未知であるが故に知りたいと思うのが科学者の動機であり、人間のサガですね。

人はなぜ神をつくったのか？　なぜ、遺伝子は神を創造する生命体をつくったのか？　そのような問題も現代科学のテーマです。

坂の上　ちょっと待ってください。人が神をつくったのではなくて、神が人をつくったのではないのですか？

井上　神が人をつくったという宗教的考え方に対して、現代科学は〝人はなぜ神をつくったのか？〟というテーマにもチャレンジしています。

坂の上　神は幻想だと言いたいわけですね。

Section 32

感染症対策として神社仏閣！　神は人間の脳がアルゴリズム化した生存のデバイス！

井上　1万円札のお金も皆さんが信用しているから相応の価値があるのです。

坂の上　神と紙と、かけたわけだ。

井上　目に見えない病原体への恐怖に対する救いとして神様をつくり出した一面があります。信ずることにより価値が生まれます。

坂の上　人生があまりにも辛いから、神に助けてくださいと頼む……。

井上　日本ではどの神社にも手水舎《てみずや》という手洗い場があります。これは〝汚れた手を清めるという感染症対策〟で作られたものであり、神社仏閣も感染症対策として創生されてきた歴史があります。

ペストの時代には〝得体の知れない魔物〟によって人々がバタバタと死んでいきました。

この魔物に対する恐怖心が神をつくり出し、一生懸命神頼みすることによって救われようとしてきました。

洋の東西を問わず、〝神は感染症に対する生存のソフト〟として脳にアルゴリズム化されてきたと考えられます。

坂の上　それでは宇宙はどうやってできたのかという疑問が湧くわけですよ。神がいて創造してデザインしたからと考えたほうが科学的じゃないですか？

井上　それは科学ではなく、宗教的発想ですね。これに関してはイスラエルの歴史学者で『サピエンス全史』の著者ユバル・ノア・ハラリ氏が素晴らしい考察をしています。彼は〝人が信じるという脳の現象〟に関して大変アンビシャスな社会生物学的見解を述べています。

坂の上　アンビシャスな見解とは？

井上　今までは完全に別格だった神様も〝人類がつくり出した最大の創造物である〟と……。

坂の上　やっぱり妄想なんですね。

井上　貨幣、金、ダイヤモンドの価値も一緒ですね。その価値を信じる限り、価値が創生される……。

坂の上　それに価値があると信じているから価値があり、価値がないと思えばなくなるわけですね。

井上　食べるものがない飢餓状態ではダイヤモンドも諭吉さんも何の価値もなくなります。そういうときに最後の頼みになるのが神様ですね。

そのような信頼できる存在をつくり出したのがホモサピエンスの脳な

のです。
その原点が、腸内細菌が使っていた神経伝達物質のやりとりによる脳のアルゴリズムです。無数の微生物集団が分子言語で会話しながら進化し、その延長線上に脳が誕生したというのが私の考える進化生命科学世界なのです。

坂の上　じゃ、先生は神様はいるか否かはわからないけれども、何かにすがりたいから人間が神をつくり出したんだと……。

井上　進化生物学的にはそのように考えられています。
私のスライドに「人間のサル化現象」と書いていましたが、ヒトはパンツをはいた猿のようなものです。(笑)
人間とチンパンジーの脳やゲノムの差異は誤差の範囲ですが、その僅かな差が言語や様々な文化を創生することにより飛躍的に進化してきました。

坂の上　我々が幻想を持ったから、想像力がたくましくなったから、猿じゃなくなったわけですね。

井上 そうです。猿には今日はあるが、明日や未来はないと考えられます（笑）。

坂の上 いいですねえ。「俺たちに明日はない」という映画を思い出しました。

井上 来ないかもしれない明日をヒトが期待することにより希望の時間が創生されました。

坂の上 逆に言えば、我々の思考が苦しみを生み出していますよね。不安症の我々が明日や未来を心配することによりそれが存在するようになり得ますよね。

井上 それはあり得るのではなく、あってますね（笑）。

セロトニンやアドレナリンが多いか少ないかなど、神経伝達物質の濃度変化により、不安、恐怖、凶暴性、精神構造などをコントロールするアルゴリズムが脳に存在するわけです。

そこまでは猿もほとんど一緒ですが、明日を予想して時空を超える進化を経験したのが、人間と猿とで決定的に違うところです。

井上

そこまでは猿もほとんど一緒ですが、明日を予想して時空を超える進化を経験したのが、人間と猿とで決定的に違うところです。

坂の上

つまり、私たちは未来に向かって生きるから人間なんだ、未来に希望を抱くから人間なんだということですね。

坂の上　つまり、私たちは未来に向かって生きるから人間なんだ、未来に希望を抱くから人間なんだということですね。

井上　そうですね。

坂の上　逆もまたしかりですね。

　未来に不安を感じるから人間なんだという言い方もできますね。

井上　猿には今と今日しかありません。

坂の上　金魚には目の前しかないらしいですよ。もし金魚に脳があったら辛いだろうなと思います。

井上　金魚にも脳みそはあります（笑）。

坂の上　あるんですか。ないと思ってました。

井上　多くの動物は脳を持っていますが、どのような次元の思考が可能かは生物により大きく異なります。

坂の上　金魚は記憶できないんだそうです。目の前のエサを追いかけることしかできない。だから、苦しまないからいいなと思ったのです。

井上　エサとして美味しいか否か、食べられるか否かなどは味覚受容体で記憶しています。
　ヒトでは今日を生きるために食い気が、明日へ生きるために色気が、両者を最適化するために社会欲が進化してきました。
坂の上　食い気と色気は重要なわけですね。
井上　ヒトは食い気と色気と社会欲という三大本能がバランスよく働くことにより、三脚のようにちゃんと立つことができます。この中のどれかひとつが欠けても倒れてしまいます。この本能が三位一体化して無意識世界を創生しています。
坂の上　社会欲というのはどういうものですか。
井上　〝存在を認められたい〟という本能が社会欲であり、生存を最適化する基盤になります。日本ではこのことが世間を気にしすぎて空気に支配され、今回のコロナ禍の主因にもなっています。
坂の上　私は社会欲が全然ないということですかね。色気と食い気しかなかったら野獣に近くなるのでどうしましょう（笑）。
井上　零さんはミュータントに近いですが、食い気と色気と社会欲の塊ですね（笑）。

三大本能のどれひとつが欠けても健康に生きていけません。他人に迷惑をかけずに、三者をバランス良く成仏させることが良い生き方なのですね。

坂の上　ちゃんと食べて、色気のほうもちゃんと満足して、私はここにいるんですよという自己承認欲を認めてもらうことが大切ですね。

井上　ハイ、人に迷惑をかけないように本能を成仏させる。これが宗教的教えの基盤にもなっています。神様の教えに逆らえば罰が当たると言われるように脳のアルゴリズムに刷り込まれているのですね。

坂の上　わかりました。皆さん、いかがだったでしょうか。ゲノムや遺伝子の医学的情報や神は脳が創生した幻想のアルゴリズムであることなどを伺いました。この人間のたくましい想像力が猿と訣別できた理由ということですね。

Section 33

『本当はこわくない新型コロナウイルス』（井上正康著）に答えが書いてある！

坂の上　今日の話で質問がございますか？

世の中の情報は様々なものがあり、どれを信じて良いかわかりづらいですね。コロナウイルス、ＰＣＲ、ワクチン、報道の問題などをわかりやすくまとめていただくと良いと思いますが、いかがでしょうか？

井上　私の『本当はこわくない新型コロナウイルス』は、その多くの疑問に答えたわかりやすい本です。

テレビが主なニュース源である地方の方ほどコロナ被害が深刻なので、主要な医学論文の内容をお茶の間のお年寄りが理解できるように専門用語を控えながら解説してあります。この本はアマゾンでも買え、電子版もあります。私が50年間研究してきた生命科学の知識を総動員し、「新

井上

私の『本当はこわくない新型コロナウイルス』は、その多くの疑問に答えた分かり易い本です。テレビが主なニュース源である地方の方ほどコロナ被害が深刻なので、主要な医学論文の内容をお茶の間のお年寄りが理解できる様に専門用語を控えながら解説してあります。

型コロナと感染症」が誰にでもわかるよう易しく書いてあります。皆さんが読んで納得されたら、是非、地方の仲間や同級生などに紹介し、正しい知識で少しでも早くこの不毛な人災を一緒に収束させてください。

坂の上　井上先生、今日はありがとうございました。最後に先生から一言メッセージをお願いします。

井上　一言で申しますと、今回のコロナは感染力が6倍強くなった風邪です。既に集団免疫を獲得している健康な日本人は、新型コロナに罹っても大半が無症状です。発症された場合も多くは数日寝ていれば治る病気なので、過剰反応せずに医療機関に相談してください。高齢で免疫力の低下した既往歴のある高齢者には従来の風邪以上にリスクがありますので、十分にお気をつけください。感染予防の基本は「手洗い、うがい、鼻洗浄、トイレ清掃」を少しこまめに行うことであり、それ以上は過剰反応です。そして日々の仕事や勉強を粛々とやりながら、普通の日常生活を送ってください。

坂の上　先生、今日は本当にありがとうございました。（拍手）

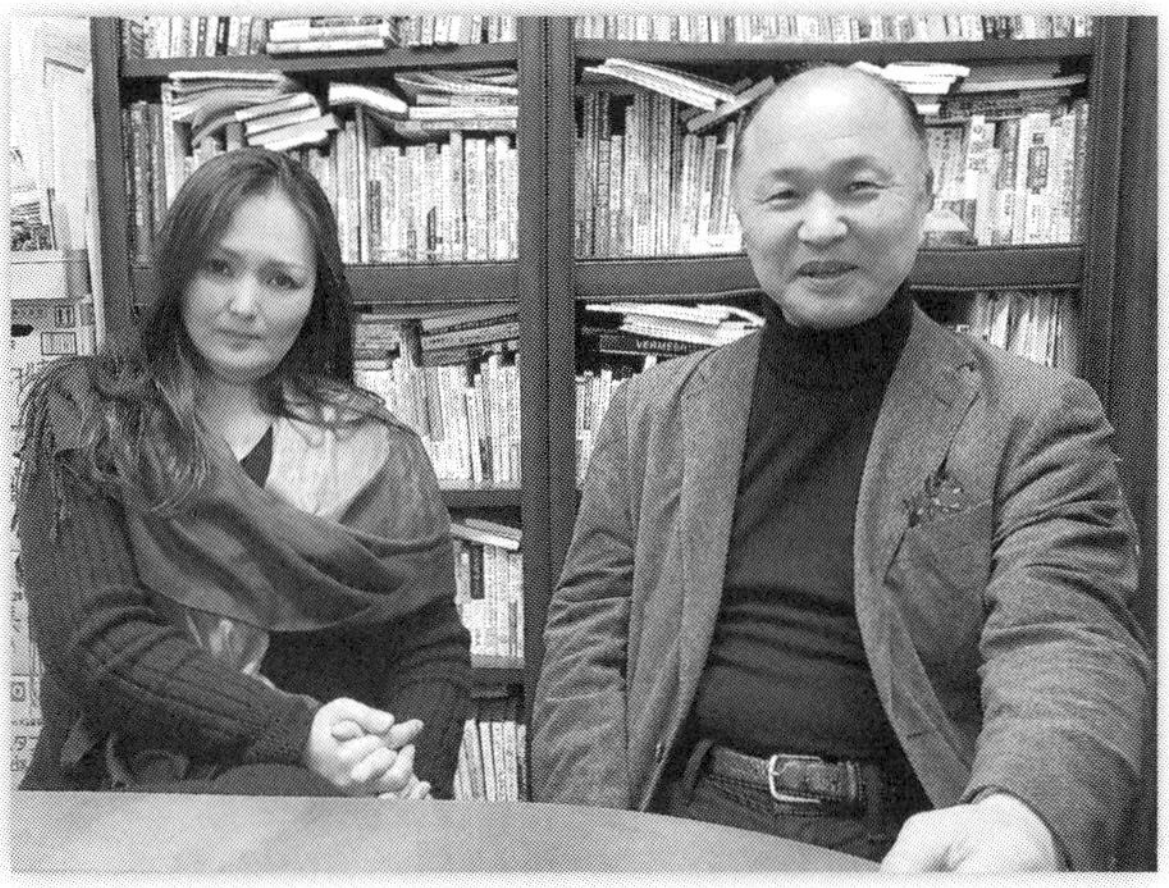

日本政府と国民へのメッセージ

1．新型コロナは感染力の強くなった風邪のウイルスなので過剰反応せず「手洗い、うがい、鼻洗浄、トイレ清掃」で日常生活を粛々と続けてください。
2．PCR 陽性者＝感染者ではないことを理解し、NHK などのマスコミを通じて、国民に周知してください。
3．COVID-19感染症を「指定感染症２類」から「５類相当」に格下げして過剰反応を収束させてください。
4．ワクチンの接種は任意にしてください。接種したくない人に強制・義務化しないよう法整備し、接種を強制する企業には罰則等を設けてください。
5．海外から高額購入した遺伝子ワクチンも無意味に使用せず、本当に必要な時のために備蓄保存しましょう。

世界中の航空会社さまへ

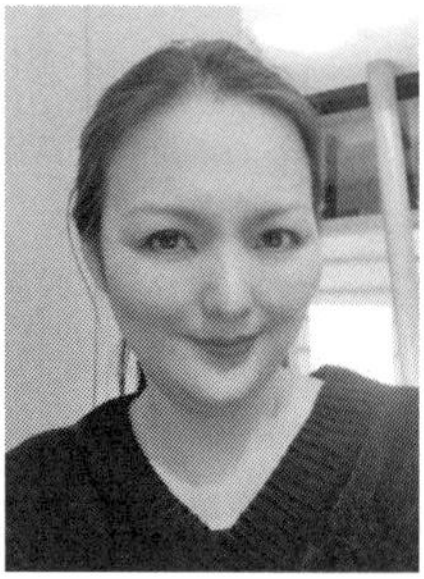

・コロナ禍の急激な業績悪化で経営破綻しかねない航空会社様に心よりお見舞い申し上げます。

・今回のワクチンは安全性試験が不十分で、様々な問題を抱えています。非接種者を搭乗拒否することは市民への人権侵害となりますので是非お控えください。

・ワクチン非接種者を搭乗拒否すれば、海外生活〜勤務者、留学生、航空会社員などは半強制的に接種せざるを得ません。搭乗条件として接種を強要されて健康被害が生じた場合は責任問題になります。航空会社の経営陣や株主の皆様におかれましては、そのようなことがない様に賢明なご判断をお願い申し上げます。

各国政府と入管へ

・ビザを持つ非接種者を入国させないことは、国際ビジネスや世界経済に大きな支障をきたします。ワクチンを拒否する健常者たちを入国拒否することは人権侵害にも抵触しますので、賢明なご判断をなさる様にお願い申し上げます。

坂の上零

坂の上零　さかのうえ れい

1972年1月25日、兵庫県生まれ。幼いころより自然にピアノを弾いて遊び、自作の絵本や物語、マンガを描くようになる。6歳から本格的にピアノを習い始めジャズピアニストを志して上京。ジャズピアニストとしてプロデビューを果たす。都内を中心にライブ、コンサート活動を行う中、映像の作曲などを手掛けるようになる。

インドに縁が深い。マザー・テレサから、世界でただ一人、マザー・テレサの名前を冠した音楽を出してよいという許可をもらった。いろんな有名な歌手が訪ねたが、誰も許可を得られなかった。坂の上零が作曲した「Song for Mother Teresa」と「交響曲　マザーテレサと神にささげる　全5楽章」の楽曲の第3楽章のソプラノのパートに、マザー・テレサからのメッセージを歌詞にしており、さらに、第4楽章のバラード版の楽曲を交響曲とは別に2パターンつくった。

音楽活動の場を海外に広げたものの心の支えであった婚約者が悲劇に見舞われ、音楽活動から離れてしまう。事故で顔を失った最愛の人の自殺未遂、生き別れなど大きな苦難に見舞われ、生きることに絶望したが、自殺しないために、苦しみを吐き出すために、小説を書きだした。その最初の作品が、大作『天使になった大統領　全8巻』(現在、4巻まで出版）となった。

あることがきっかけで国際金融に携わる。後に日本で初めて保険金受領権をつくり、保険受益権を誕生させた。複数の発明を成し、世界特許を取得。日本社会を根底から助ける新しい金融システムの発明家であり、この発明に基づく事業家でもある。

これら英国系オフショア金融などの経験を生かして、政治経済のライターとなり、過剰なグローバル経済政策から日本を守るため、政策・法案提案などの政治活動を開始。

現在は、日本企業とインド企業のビジネスマッチング、インドでの日系企業や外資企業の事業展開をサポートするインドを中心とした海外コンサルティングビジネスを展開している。インドでのJAPAN EXPOなどの展示会やイベントを運営しており、トップルートでのビジネスマッチングも提供している。インドでJAZZ FESTIVALとJAPAN EXPOを同時に開催する計画を練っており、現在、スポンサー企業を募っている。

2019年、医食同源NAU・はこぶね組合を立ち上げる。5つの自立【①食と水の自立（自然農法のオーガニック食料の生産)、②医療の自立（治す医療)、③マネーと金融の自立、④経済の自立（次世代の産業技術の事業化)、⑤エネルギーの自立】を目指して、全国区に「はこぶねコミュニティー」の基盤をつくっている。現在では、淡路島を含めて、天然の種や農業、自然、森林、ミツバチ、生命循環、大地、水源、地方産業や伝統、匠の技などを含めて、まとめて衰退から守り、本当の日本を復活する里山NAUビレッジづくりを展開している。行き詰まっていく現代文明と世界経済が崩壊した後も、持続可能な社会をつくれるように、次世代の新しい社会体制をつくっている。コンセプトは「天がつくりたかった世界を地上につくる。自らが愛の人になって、地上地獄を地上天国に変えていく」である。

また、音楽活動も再開し、REI SAKANOUEのAQUARIUSというジャズバンドでもコンサートを定期的に行っている。ピアノ演奏と歌だけでなく、ジャズ以外にも交響曲やピアノコンチェルト、ポップス、ハウス系ダンス音楽、アシッドジャズ、フュージョン、ラテン、サルサ、ボサノバ、バラードなど、幅広いジャンルの音楽を作詞作曲し、ライブ活動を行っている。

(①医食同源はこぶね組合：https://www.hakobune.co　②インドビジネス展開／JAPAN EXPO：https://angelbankjapan.jimdo.com　③ドクターズブランド　志ほんもの大賞：https://coconau.com　④REI SAKANOUEファンクラブ：https://www.reisakanoue.com)

井上正康　いのうえ まさやす
大阪市立大学名誉教授・現代適塾 塾長
1945年 広島県（戦後の生まれ）
1970年 岡山大学医学部卒業
1973年 インド・ペルシャ湾航路船医
1974年 岡山大学大学院 修了（病理学、医博）
1980年 アルベルト・アインシュタイン医科大学内科学准教授
1982年 タフツ大学医学部教授（分子生理学）
1982年 熊本大学医学部 助教授（生化学）
1992年 大阪市立大学医学部教授（分子病態学）
2011年 大阪市立大学 名誉教授
宮城大学 理事・副学長
大阪市立大学特任教授（脳科学）
2013年 健康科学研究所 所長（産業医学）
大人の学校・現代適塾 塾長
2015年 ㈱キリン堂ホールディングス取締役
2019年 腸内フローラ移植臨床研究会評議員 FMT クリニック院長

3日寝てれば治るのに！

コロナワクチン幻想を切る

第一刷　2021年4月30日
第三刷　2021年10月10日

著者　井上正康
坂の上零

発行人　石井健資
発行所　株式会社ヒカルランド
〒162-0821　東京都新宿区津久戸町3-11　TH1ビル6F
電話　03-6265-0852　ファックス　03-6265-0853
http://www.hikaruland.co.jp　info@hikaruland.co.jp
振替　00180-8-496587
本文・カバー・製本　中央精版印刷株式会社
DTP　株式会社キャップス
編集担当　伊藤愛子

ISBN978-4-86471-994-0

ヒカルランド　坂の上零　好評既刊!

地上の星☆ヒカルランド　銀河より届く愛と叡智の宅配便

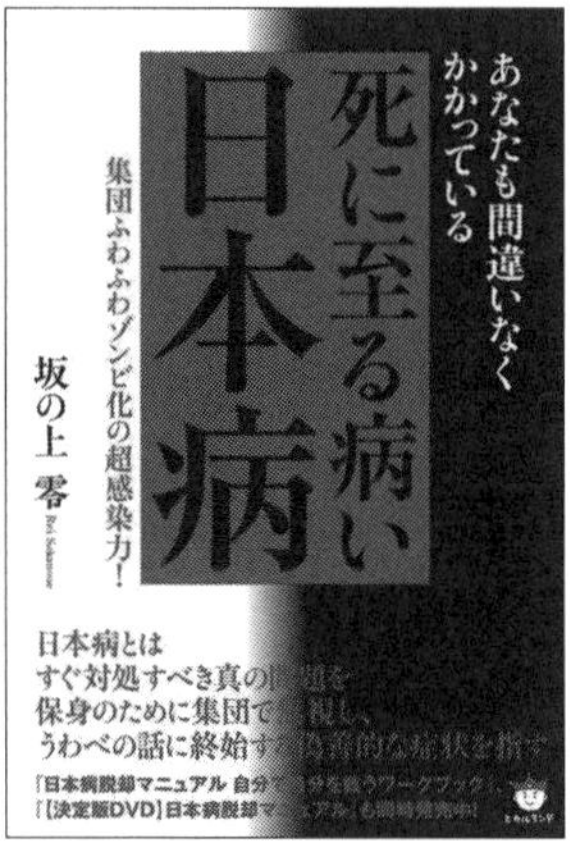

あなたも間違いなくかかっている
死に至る病い　日本病
著者：坂の上零
四六ソフト　本体 1,815円+税

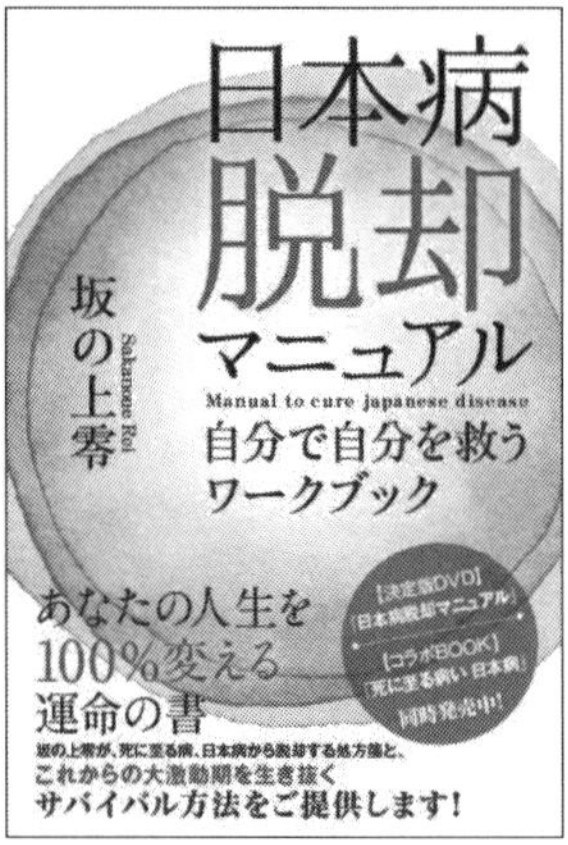

日本病脱却マニュアル
自分で自分を救うワークブック
著者：坂の上零
四六ソフト　本体1,620円+税

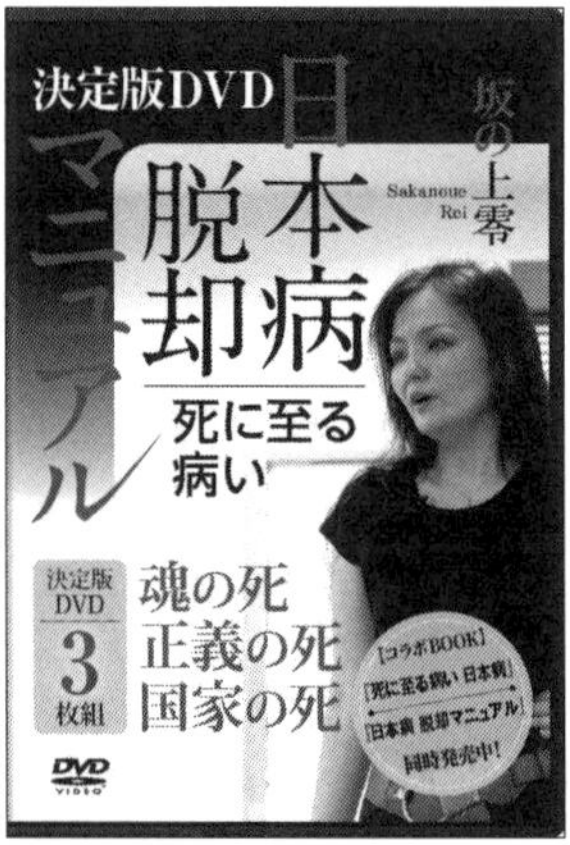

決定版DVD　死に至る病い
日本病脱却マニュアル
監修：坂の上零
DVD　本体3,333円+税

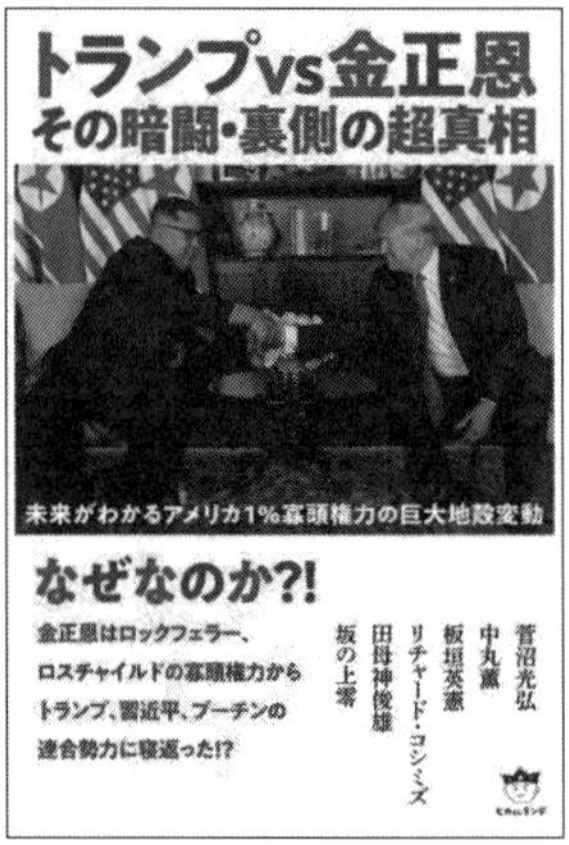

トランプvs金正恩
その暗闘・裏側の超真相
著者：菅沼光弘／中丸 薫／板垣英憲／リチャード・コシミズ／田母神俊雄／坂の上零
四六ソフト　本体 1,851円+税

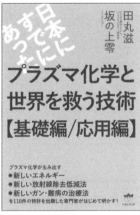

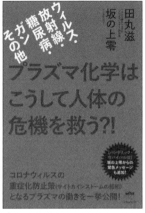

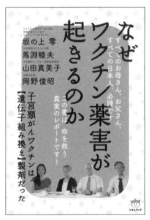

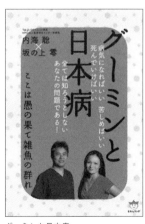